Conny Schumacher

Fit im Büro

Conny Schumacher

Fit im Büro

Für schnelle Konzentration,
neue Energie, sofortige Entspannung

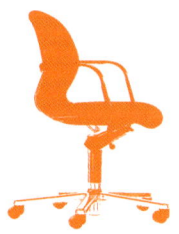

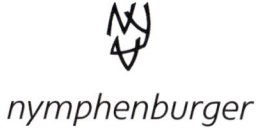

nymphenburger

© 2009 nymphenburger in der
F. A. Herbig Verlagsbuchhandlung GmbH, München.
Alle Rechte vorbehalten.
Umschlag- und Innengestaltung: atelier-sanna.com, München
Fotos Übungen: Kai Franz
Bilder: S.23, S.87 © Edyta Pawlowska, S.24 © angelo.gi, S.36 © manolito,
S.67 © ArTo, S.68 © Sunnydays, S.71 © Uros Petrovic, S. 88 © TM - Design,
S.104 © Elenathewise, S.111 © gornist, S. 113 © R Mackay, S.114 © klikk – Fotolia.com
Gesetzt aus 9,5/13 pt MetaPlus Normal
Bildbearbeitung: reproteam siefert, Ulm
Gesamtherstellung: Print Consult GmbH, Grünwald
Printed in the EU
ISBN 978-3-485-01191-4

www.nymphenburger-verlag.de

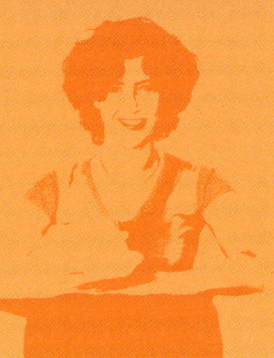

Inhalt

Tipps und Übungen bei Kopf- und Augenschmerzen 56

Tipps und Übungen für Beine und Füße. 61

Einleitung

Mehr Spaß und Lebensfreude

Dieses Buch basiert auf meiner langjährigen Erfahrung als Diplom-Sportökonomin und Personal Trainerin. Meine Beobachtung ist, dass der Mensch oft zu viel von sich selbst verlangt, aber auch von anderen oft unter Druck gesetzt wird. Das führt automatisch zu Verspannungen. Sie alle kennen das: Wenn uns etwas gegen den Strich geht, machen wir im wahrsten Sinne des Wortes zu – sowohl körperlich durch Anspannung als auch mental durch Frust, der nichts anderes ist als ein Festhalten an unangenehmen Erinnerungen.

Im Berufsalltag setzen uns oft viele Dinge zu – einseitige Belastung durch Sitzen oder Stehen, meist noch kombiniert mit einseitiger mentaler Überforderung, z.B. durch zu lange Konzentrationsphasen, Langeweile, anstrengende Kundenkontakte, Angst vor Versagen, Leistungs- und Erfolgsdruck, Aufregung, ein unangenehmes Gespräch mit Kollegen oder Vorgesetzten …

Wenn diese Spannung im Körper bleibt, manifestiert sie sich und wird langfristig zum Problem. Nicht von ungefähr ist die Hauptursache für Berufsunfähigkeit in unserer modernen Arbeitswelt physische und psychische Überbelastung.

»Fit in Schlips und Pumps®«, das Programm, das diesem Buch zugrunde liegt, ist ein neuer Ansatz, dieser Überforderung ohne großen Aufwand Herr zu werden. Die Übungen sind aus den unterschiedlichsten Disziplinen zusammengewürfelt und so einfach, dass Sie sie direkt an Ort und Stelle, im Büro, aber auch in Alltagssituationen durchführen können.

Im Endeffekt geht es bei allen hier beschriebenen Übungen um dasselbe: das Loslassen. Sei es, dass wir den Muskeltonus senken, um den Körper zu entspannen, oder den Kopf wieder frei bekommen, indem wir unangenehme Erinnerungen, Gefühle und Gedanken bewusst durch Neugier und Vorfreude auf Neues ersetzen. Es geht also lediglich um einen anderen Umgang mit den täglichen Anforderungen – und mit uns selbst. Und damit geht es um nichts Geringeres als um das Empfinden, sich rundum wohlzufühlen, um Spaß und Freude – im Beruf und im Leben.

Spannung und Entspannung

Stellen Sie sich einmal die Frage, welche Geschäftspartner, Kollegen, Freunde und Bekannten Ihnen am liebsten sind. Sind es die Choleriker, die Dauergestressten und Genervten? Oder sind Sie lieber mit Menschen zusammen, die gelassen, gut gelaunt und entspannt sind? Wer erreicht auf lange Sicht die besseren Ergebnisse? Oder anders gefragt:

Unter welchen Umständen waren Sie bisher besonders erfolgreich? Wenn Sie unbedingt Ihr Ziel erreichen wollten – egal, um welchen Preis? Oder wenn Sie gelassen und entspannt waren, wohl wissend, dass Sie alles getan hatten, was in Ihrer Macht stand?

Das Leben verläuft dynamisch und Dynamik entsteht aus dem Wechselspiel von Spannung und Entspannung. Das Herz mit seiner unermüdlichen Pumpleistung macht es vor – und alle Lebensbereiche machen es nach: Nur wer loslassen kann, kann Leistung bringen.

Der Zusammenhang ist offensichtlich – stellen Sie sich einen Muskel vor, der zu 80 Prozent verspannt ist. Wie soll der noch zusätzliche Kraft entfalten, wenn er kontrahiert? Er hat ja kaum noch etwas zum Zulegen! Es nutzt ihm daher auch relativ wenig, wenn er mehr Kraftreserven hat. Wenn die Grundspannung schon sehr hoch ist, ist nach oben hin einfach nicht mehr viel Luft!

Dasselbe gilt für mentale, für geistige Höchstleistung. Je entspannter ich bin, desto mehr Energie kann ich entfalten. Ein gewisses Maß an Grundspannung ist wichtig und gut, aber Überspannung – sprich Aufregung, Überdrehtsein, Stress – verhindert klares Denken, senkt die Konzentrationsfähigkeit und steht uns auf dem Weg zu Bestleistung massiv im Weg.

Beobachten Sie mal eine Gruppe Sprinter: Gewinnt der Läufer, dessen Gesichtszüge locker sind, oder gewinnt der, der verkrampft die Zähne zusammenbeißt? Der Lockere gewinnt! Denn seine körperliche Lockerheit überträgt sich auch auf seine Gemütsverfassung. Das heißt bestimmt nicht, dass ihm das Ergebnis egal ist. Kein Finalist eines 100-Meter-Endlaufs bei den Olympischen Spielen ist unbeteiligt! Doch der Lockere ist Herr seiner Muskeln und Gedanken, geht absolut fokussiert mit seiner Power um, lässt alles los, was er nicht braucht. Der verbissene Läufer jedoch verpulvert unnötige Energie für seine Anspannung.

Im Alltag lebt der Verspannte – Otto Normalverbraucher also – unter Dauerstress, kommt selten runter, empfindet »Entspannung« und »Loslassen« als esoterischen Unsinn – und wundert sich dann, wenn irgendwann die Sicherung durchbrennt.

Das Prinzip von Spannung und Entspannung macht also den Unterschied zwischen Höchstleistung und Durchschnitt. Niemand kann permanent 100 Prozent bieten, auf Dauer auf »Hochtouren« laufen. Kein Sportler und kein Manager. Beim Sportler versteht es jeder – aber im Berufsalltag?

Aus meiner Erfahrung als Personal Trainerin behaupte ich, dass sich nahezu 80 Prozent der Bevölkerung gar nicht mehr richtig entspannen können. Die Unfähigkeit, »runterzukommen«, ist ein echtes Gesellschaftsproblem!

Körper und Geist
bilden eine Einheit

Da Köper und Geist sich gegenseitig beeinflussen, können wir die Auswirkungen
von Spannung – oder »Ver-spannung« –
und Entspannung sowohl auf körperlicher als auch auf mentaler Ebene beobachten.

Verspannungen drücken sich immer auf
beiden Ebenen aus. Haben Sie ein per-
sönliches Problem, ziehen Sie häufig die
Schultern hoch. Sind Sie körperlich stark
verspannt, schlafen Sie schlecht. Wachen
Sie dann morgens mit Schmerzen auf, ist
Ihre Lebensfreude und Stimmung am
Nullpunkt, ehe der Tag überhaupt ange-
fangen hat. Wenn Sie zu aufgekratzt ins
Bett gehen, können Sie nicht entspannen, schlafen schlecht – und wachen am
nächsten Tag gerädert auf.

Die enge Verbindung von Körper und
Geist ermöglicht es uns aber auch, auf
beiden Ebenen Einfluss auszuüben. Wir
können über die Macht der Gedanken,
über mentale Techniken auf unser Wohlbefinden genauso einwirken wie über
Körperübungen.

Das heißt aber im Umkehrschluss auch:
Wir haben Einfluss auf unsere Gedanken
und Gefühle. Wir sind ihnen nicht macht-
los ausgeliefert, wir können etwas tun.
Wir tragen die Verantwortung dafür, wie
wir uns fühlen. Diese Behauptung hat
nichts mit Esoterik zu tun. Das sind jedermann zugängliche Erkenntnisse aus der
Hirnforschung und der Quantenphysik.

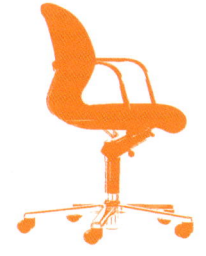

Test

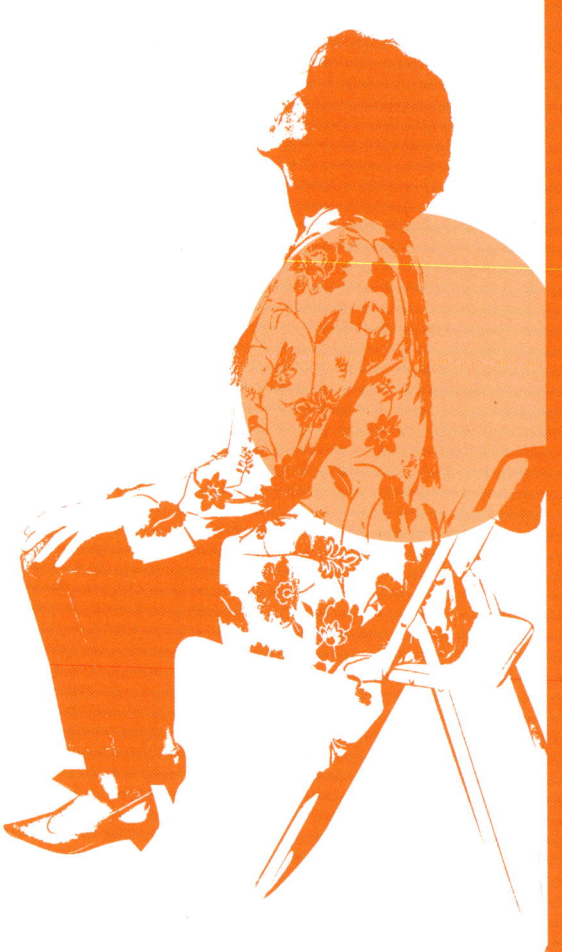

Eine kleine Übung, die ich immer zu Beginn meiner Workshops mit den Teilnehmern mache, um sie an das Thema heranzuführen, wird Ihnen den Zusammenhang verdeutlichen und auch demonstrieren, wie simpel alles im Grunde ist, wenn man nur weiß, was man tun muss: Setzen Sie sich hin, lümmeln Sie sich richtig in Ihren Sitz, lassen Sie den Kopf hängen und schauen Sie bewusst nach unten. Nun überlegen Sie, was Sie am heutigen Tag noch alles erledigen müssen.

Nach einer Minute setzen Sie sich aufrecht und gerade hin und heben den Kopf, blicken zur Decke und überlegen sich noch einmal, was Sie heute zu erledigen haben.

Wetten, Ihnen fallen in der zweiten Haltung andere, viel angenehmere Dinge ein und Sie sind wesentlich motivierter, Ihren Tag anzugehen?

Über die Hirnforschung lässt sich dieses »Phänomen« ganz einfach erklären, denn verschiedene Körperhaltungen stimulieren schlicht und einfach unterschiedliche Bereiche im Gehirn. Die gekrümmte Haltung lässt zudem die Atmung flacher werden, wodurch weniger Sauerstoff in den Körper und ins Gehirn gelangt.

Und nun schauen Sie sich einmal um, wie Ihre Mitmenschen (und Sie selbst auch) durchs Leben gehen. Kopf gesenkt, krummer Rücken, hochgezogene Schultern! Ist es ein Wunder, dass wir da schlecht drauf sind? An Verspannungen leiden? Keine Lust und Lebensfreude haben?

Gerades, physiologisch richtiges Sitzen und auch Stehen – Sie werden dazu in diesem Buch jede Menge Tipps bekommen – lässt mehr Sauerstoff in den Körper, spart Kraft und schafft positive Gefühle. Sie sind wesentlich entspannter, aufnahmefähiger und neugieriger.

Damit wirken Sie übrigens auch auf Ihr Umfeld offener und sympathischer. Sie werden es deutlich leichter haben, gute Kontakte aufzubauen.

Was wir von Tieren lernen können

Zu den Klassikern im Berufsalltag gehören – auch in jungen Jahren schon – Rücken-, Kopf- und Nackenschmerzen. Sie entstehen vorrangig durch zu langes und unfunktionelles, statisches Sitzen und Stehen, denn dafür ist unser Körper nicht gebaut. Wer tagein, tagaus acht Stunden sitzt, die Maus umklammert und in den Bildschirm starrt, muss sich nicht wundern, wenn seine Beschwerden mit der Zeit chronisch werden.

Nie gab es so viele Fitnessstudios und Fitnessstudiogänger. Und dennoch sinkt die Zahl der Berufsunfähigen aufgrund von Schäden am Bewegungsapparat nicht ab. Liegt es wirklich am Bewegungsmangel? Ich behaupte, es fehlt uns an »artgerechter Haltung« – damit meine ich einerseits die richtige Ernährung, andererseits die Bewegungsvielfalt, das »Positionswechseln«.

Katzen haben keine Rückenschmerzen. Warum? Katzen machen genau das, was wir Menschen uns aus soziokulturellen Gründen verkneifen. Sie dehnen, recken und strecken ihre Glieder genüsslich und gähnen mit einer faszinierenden Gelassenheit, ehe sie geschmeidig und würdevoll wie eine Königin von dannen ziehen. Und sie machen das nicht nur abends in der Wirbelsäulengymnastik (zu der ich Ihnen dringend rate!), sondern x-mal am Tag, immer dann, wenn sie längere Zeit in ein und derselben Position verharrt haben. Gerade noch träge in der Sonne gelegen, sind sie in Sekundenschnelle von null auf hundert einsatzfähig.

Das können Sie auch! Und genau dazu will ich Sie ermutigen. Achten Sie wieder auf Ihren natürlichen Instinkt. Dehnen, recken und strecken Sie sich nicht nur dann, wenn Sie sich unbeobachtet fühlen, sondern dann, wenn es Ihnen guttut. Ihre Kollegen werden es Ihnen in zweierlei Hinsicht danken – auch sie können mal unauffällig gähnen, ohne dass es peinlich ist, und Sie sind viel umgänglicher, als Sie es ohne diese kleine Einlage wären.

Der Körper zeigt uns, wer wir sind und wie wir uns fühlen

Man kann nicht nicht kommunizieren – und unser Körper spricht eine deutliche Sprache. Wer enttäuscht ist, lässt den Kopf hängen und zieht die Schultern hoch. Zu Deutsch: Man erkennt schon auf 100 Meter, wie es Ihnen geht. Wenn das zu Ihrer Alltagshaltung wird, schaden Sie sich auf zwei Ebenen selbst: Zum einen machen Sie sich selbst zum Schwächling – zum anderen zeigen Sie Ihre Schwäche auch nach außen. Wer wird Ihnen so eine Chance geben? Wie wollen Sie Erfolg haben?

Man kann aber auch aus anderen Gründen die Schultern hochziehen und den Kopf hängen lassen. Eine permanent falsche Sitz- und Stehhaltung ist die Ursache für unendlich viele chronische Leidensgeschichten. Jeder von uns weiß, dass Schmerzen ganz schön kräftezehrend und deprimierend sein können. Die Auswirkungen auf lange Sicht sind fatal. Es leidet nicht nur ihr Bewegungsapparat, sondern auch die Psyche.

Die Körperhaltung verrät weiterhin, ob man Anspannung von sich abfallen lassen kann. Wer nicht loslassen kann, wird aggressiv, und Aggression zeigt sich deutlich in der Köperhaltung. Sie signalisiert anderen: »Geh mir aus dem Weg, mit mir ist gerade nicht gut Kirschen essen.« Dann ist es besser einen großen Bogen um die Person zu machen.

Aggression ist vor allem ein Männerproblem in unserer Gesellschaft, gerade auch im Berufsleben. Immer mehr muss geleistet werden, keine Schwäche darf Mann zeigen, alles wird verbissen, mit aller Kraft und wilder Entschlossenheit angegangen, statt mit Ruhe und Gelassenheit. Das Ergebnis ist permanenter Druck und Verspannung, was zulasten des Wohlbefindens und der Gesundheit geht. Nicht umsonst liegt die Rate der Herz-Kreislauf-Erkrankungen bei Männern deutlich höher als bei Frauen!

Diese falsch verstandene Männlichkeit basiert auf einem grundlegenden gesellschaftlichen Missverständnis: Wir haben aus Urzeiten das Bild eines stämmigen, kraftstrotzenden Mannes vor uns. Seine imposante Haltung basiert auf einer trainierten, gesunden Physis.

Nimmt indes ein Normalo diese Pose ein, wirkt er verspannt, überfordert und aggressiv. Klar, muss doch die mangelnde Muskelkraft und Souveränität mit permanenter Anspannung wettgemacht werden. Bitte, meine Herren: Das ist nicht dasselbe! Sie werden das im Umgang mit einer Frau sofort merken. Frauen lieben starke, erfolgreiche Männer – aber keine will einen verkrampften Macher! Männer würden sich wesentlich leichter im Leben tun, wenn sie Yoga, Autogenes Training und Entspannungsmethoden nicht herablassend belächeln würden. Ihr Krafttraining müssen Sie deswegen ja nicht weglassen!

Loslassen und entspannen ist durchaus kein Memmengetue. Ich habe beobachtet, wie indische Elitesoldaten vor ihrem Einsatz Yoga- und Atemübungen machen. Jeder Boxer, Ringer, Karatekämpfer oder Rugbyspieler wird Ihnen versichern, dass er nur gewinnen kann, wenn er vorher körperlich und mental völlig entspannt ist.

Auch guter Sex funktioniert nebenbei gesagt nur, wenn Mann locker ist. Die weitverbreitete Annahme, Sex würde entspannen, ist Unsinn. Wer völlig verkrampft ist, wird dabei wenig Erleichterung finden. Ich erwähne das hier, weil man oft hört, man könne durch animalisches Verhalten Aggressionen lösen. Vergessen Sie's. Das Gegenteil ist der Fall. Orientieren Sie sich lieber nicht an archaischen Verhaltensmustern, sondern an erfolgreichen Menschen.

Warum ist das so – im Sex, wie im Leben? Weil ein entspannter Mensch klar im Geist ist und seine Kraft dosiert und gezielt einsetzen kann. Aufgestaute Energie jedoch richtet sich ausschließlich gegen uns selbst!

- -

Merke:
Wer entspannt ist, ist noch lange kein Laschi!

- -

Neugier statt Erwartung

Im Rahmen dieses Buches werde ich Sie des Öfteren dazu auffordern, Ihrer Neugier freien Lauf zu lassen. Dazu sollten Sie eines wissen: Neugier ist eine offene, positive Einstellung zum Leben. Sie senkt nämlich die Erwartungshaltung und damit das klassische Konfliktpotenzial. Wenn wir mit hohen Erwartungen an etwas herangehen, ist die Gefahr groß, dass wir nicht bekommen, was wir wollen, dass wir enttäuscht werden und deswegen Dinge persönlich nehmen, im schlimmsten Falle sogar verletzt werden. Was ist das Ergebnis? Missverständnisse ohne Ende! Alle Beteiligten fühlen sich unwohl, keiner hat bekommen, was er braucht, und statt einer konstruktiven Lösung ist ein Konflikt entstanden, der viel Energie kostet, will man ihn wieder ausbügeln.

Wenn wir aber stattdessen sagen: »Schauen wir doch mal, was der andere uns anbieten kann«, sind wir emotional distanziert und damit offen für die Ideen anderer und somit gleich viel gelassener im Umgang und bei Gesprächen. Wir haben ja schon gehört, dass wir unsere Ziele wesentlich besser erreichen, wenn wir entspannt sind!

Machen Sie sich an dieser Stelle auch gleich bewusst, dass sich Missverständnisse im Leben nicht völlig vermeiden lassen! Was Sie ändern können, ist Ihre Einstellung und der Umgang mit Missverständnissen. Auch dazu werden Sie in diesem Buch Tipps und Anregungen bekommen.

Machen Sie sich fit!

Entspannen, loslassen und runterkommen ist so wohltuend – aber warum den ganzen Tag in Büro, Auto, Flugzeug, Meeting oder sonst wo unter Kopf- und Nackenschmerzen oder schlechter Laune leiden und bis zur abendlichen Wirbelsäulengymnastik, Yogastunde oder zum Besuch im Fitnessstudio warten, wenn wir direkt an Ort und Stelle mit einfachen Übungen für Entspannung und Entkrampfung sorgen können? Gut, das ersetzt keinen regelmäßig ausgeübten Sport, aber es erleichtert unseren Berufsalltag. Je weniger Verspannungen wir mit uns herumschleppen, desto besser, ausgeglichener und leistungsfähiger fühlen wir uns – und desto angenehmer sind wir auch im Umgang mit anderen.

Merke:

Ihr ganzes Umfeld wird es Ihnen danken, wenn es Ihnen gut geht, wenn Sie entspannt, gut gelaunt und zufrieden sind!

Alles, was Sie brauchen, ist etwas Mut, Neugier und das Wissen, wann was zu tun ist. Dann müssen Sie nur noch die Übungen machen, wenn Sie aus Ihrem Wohlfühlzustand rauspurzeln, einen Hänger haben oder Verspannungen spüren.

Zu Beginn wird das noch häufig sein, denn was über Jahre hinweg aufgebaut wurde, kann nicht mit einer einzigen Dehn- oder Atemübung verschwinden. Sie wird zwar kurzfristig Ihre Gemütsverfassung deutlich anheben, aber eine Langzeitwirkung hat sie nicht!

Eine Langzeitwirkung erfahren Sie nur, wenn Sie konsequent üben. Dann lösen sich sowohl körperliche Verspannungen als auch seelische Knoten und es wird Ihnen immer länger und besser gelingen, sich rundum wohl, authentisch und leistungsfähig zu fühlen.

Und noch etwas möchte ich Ihnen mitgeben: Wir sind Menschen! Es ist normal, dass wir immer mal wieder aus unserem Wohlfühlzustand rauskippen. Das wird sich auch nie ändern.

Deshalb akzeptieren wir das besser gleich. Lassen Sie sich da vom Haken. Sie sind kein Versager, der es nicht schafft! Sie sind ein Mensch!

Das Einzige, was wir ändern können, ist der Umgang mit diesen körperlichen und emotionalen Stürmen: Wir müssen nämlich nicht darin verharren!

Und nun wünsche ich Ihnen viel Spaß mit »Fit im Büro«.

Ihre
Conny Schumacher

Wie dieses Buch entstand

Es gibt unendlich viele Ansätze zum Entspannen. Wir kennen das klassische Dehnen und Stretchen, die Massage und Meditation; aber auch die progressive Muskelentspannung und alle vergleichbaren Techniken, bei denen wir isometrisch gegen einen (auch imaginären) Widerstand arbeiten, entspannen den Körper; dann gibt es Methoden, mit denen man Verspannungen gar nicht erst aufkommen lässt, wie die Ismakogie und deren Tipps zum physiologischen Sitzen oder Stehen; manche vertreten den Ansatz, Muskelarbeit möglichst sparsam einzusetzen, also nur die Muskeln anzuspannen, die auch effektiv gebraucht werden (Alexander-Technik); wir können uns auf eindimensionale Bewegungen konzentrieren oder auf hochkomplexe mehrdimensionale Bewegungen; es gibt Bewegungen, die das neuromuskuläre System ansprechen, wie z.B. in der Girokinesis® und beim Feldenkrais, aber auch Methoden, die den Geist entspannen (Meditation, Visualisierungstechniken), wodurch der Körper ebenfalls loslässt; und uns stehen Techniken zur Verfügung, wie Yoga, Kinesiologie oder diverse Atemtechniken, die sowohl auf körperlicher wie auf geistiger Ebene den Menschen zur Ruhe bringen. Kurz, es gibt nichts, was es nicht schon längst gibt.

Doch alle diese Methoden haben ihre Existenzberechtigung. Sie bauen vielfach auf dem Wissen der anderen Disziplinen auf. Basis sind die uralten Techniken des Yoga, Tai-Chi und Qigong, der Akupressur, wie auch das Wissen der Physik, der Sportmedizin und der Physiotherapie. Und seit einiger Zeit beobachtet man: Ost meets West, sprich: Der rein funktionale, physiologische Aspekt (westliche Auffassung) mischt sich mit der ganzheitlichen fernöstlichen Auffassung, dem Wissen um die Energieströme und -blockaden im Körper.

Mittlerweile entstehen fast jährlich neue Trends und Fitnessmethoden. Dabei bedient sich munter jeder bei jedem und baut seine eigenen Erfahrungen mit ein. Ich sage das übrigens mit allem Respekt! Die Weiterentwicklung und Funktionalisierung dieses Wissens basiert ja darauf, dass Erfahrungen und Kompetenz weitergegeben werden.

Ich habe mich vor Jahren zum ersten Mal gefragt: Was kann ein Mensch im Alltag für sich tun, wenn er nicht gut drauf ist? Wenn ihn der Rücken zwickt, die Lustlosigkeit zuschlägt oder der Kreislauf im Keller ist? Und dann habe ich mich gefragt: Was ist schon da an Wissen, was kann im Alltag, vor allem im Büro, unauffällig durchgeführt werden? Meine Übungssammlung entstand also aufgrund folgender Kriterien:

→ Man darf dabei nicht ins Schwitzen kommen.
→ Man braucht kein Bewegungstalent.

- → Man braucht keine Hilfsmittel (außer Tisch und Bürostuhl).
- → Man braucht nicht viel Zeit.
- → Man spürt sofort eine Wirkung.

Auch ich habe mich also bei anderen Disziplinen bedient. Über die Jahre hinweg habe ich mehr Techniken und Methoden ausprobiert, als ich hier erwähnen kann. Manche fand ich rundum gut, bei anderen habe ich einzelne Aspekte herausgepickt. Manche Übungen habe ich umgebaut, damit sie meinen Anforderungen entsprechen, und manchmal habe ich auch querbeet das eine mit dem anderen kombiniert. Dies für Sie nur als Hintergrundwissen, wenn ich Sie jetzt mit einigen wesentlichen Aspekten der Anwendung dieses Buches vertraut mache.

Wie Sie dieses Buch benutzen

Dieses Buch ist ein Ratgeber. Ein Buch zur Prophylaxe, um Probleme gar nicht erst aufkommen zu lassen, aber vor allem eine Art Erste Hilfe, die Sie zur Hand nehmen sollen, wenn Sie einen Durchhänger haben oder sich aus irgendeinem Grund nicht wohl in Ihrer Haut fühlen.

Zunächst machen Sie sich bitte nicht zu viele Gedanken und machen Sie einfach die Übungen, und zwar so, wie sie dargestellt sind. Probieren Sie sie unvoreingenommen aus, auch wenn sie noch so ausgefallen auf Sie wirken sollten. Der Zweck heiligt bekanntlich die Mittel. Wenn Sie keinen Erfolg feststellen sollten, können Sie es ja jederzeit wieder lassen!

Im Idealfall beginnen Sie mit Ihrer inneren Mitte – quasi aus dem Bauch heraus – und starten mit den Gleichgewichts- und Basisübungen, die für Ihre Haltung und Ihr Körpergefühl, für richtiges Gehen, Stehen und Sitzen enorm wichtig sind. Sie werden ein Gefühl dafür bekommen, wo der Ursprung Ihrer Kraft liegt, eine Kraftquelle, die Ihnen immer zur Verfügung steht, wenn Sie sie erst einmal für sich entdeckt haben. Sobald Ihnen diese Bewegungen in Fleisch und Blut übergegangen sind, werden Sie schon einige deutliche Veränderungen an sich beobachten.

Aufbauend darauf können Sie ganz einfach die 5-Minuten-Spezialprogramme am Ende des Buches ausprobieren und sich angewöhnen, immer dann, wenn Sie Zeit und Bedarf haben – z.B. wenn Sie im Flugzeug sitzen, im Zug, im Auto oder im Büro –, etwas für sich zu tun. Irgendwas – zum Beispiel etwas für Ihre Beine. Damit tun Sie gleichzeitig etwas für Ihren Rücken – und wenn es dem Rücken gut geht, hebt das eindeutig Ihre Stimmung und Wahrnehmungsfähigkeit! Allein das bringt Ihnen schon viel.

Sie können diesen Ratgeber natürlich auch jederzeit zur Hand nehmen, wenn Sie ein urplötzlich auftretendes Problem schnell in den Griff bekommen wollen. Zu diesem Zweck finden Sie eine Fülle von Anregungen und Übungen im Mittelteil dieses Buches, die Ihnen genau in diesem Moment weiterhelfen können und die wir – je nach ihrer Hauptwirkung – farblich geordnet haben:

Wichtig:
Viele Übungen, gerade die Gleichgewichtsübungen zu Beginn der Serie, sind so komplex, dass sie nicht einer Kategorie allein zuzuordnen sind.
Sie sehen dann zwei, manchmal auch alle drei Farben am Rand.

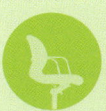

Grüne Übungen stehen für Dehn- und Kräftigungsübungen und somit für den Bewegungsapparat.

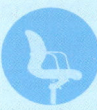

Blaue Übungen unterstützen die mentale Verfassung und sorgen neben Ausgeglichen- und Gelassenheit für einen kühlen Kopf.

Rote Übungen entsprechen Konzentrations- und Energieübungen. Sie steuern den Grad unserer Anspannung und Intensität und damit unsere körperliche wie geistige Leistungsfähigkeit und unsere Ausstrahlung.

Gelb sind alle Ernährungstipps.

Wenn Sie Rückenschmerzen haben, suchen Sie natürlich primär unter den grünen Übungen. Oft ist es ein ganz bestimmter Punkt, der schmerzt, dann müssen Sie verschiedene Übungen durchprobieren. Bei einer dieser Übungen werden Sie merken – jetzt haben Sie den Punkt, diese Bewegung bringt Linderung. Die Übungsauswahl, gerade für Rückenprobleme, ist so umfangreich, dass Sie kaum einen Muskel finden werden, den Sie mit den gezeigten Übungen nicht erreichen können.

Doch schon bei den Kopfschmerzen sieht die Sache anders aus! Kopfschmerzen können extrem viele Ursachen haben. Von der falschen Haltung über die falsche Beleuchtung, eine schlechte psychische Verfassung, mangelnden Schlaf, Burn-out, Mobbing, eine falsche Sitzposition, Konzentrationsmangel, die falsche Brillenstärke, eine verspannte Maushand, trockene oder schlechte Raumluft usw.

Deswegen ist der wichtigste Rat, den ich Ihnen mitgeben kann: Wenn Sie das Optimum aus diesem Ratgeber für sich herausholen möchten, ihn quasi wie Ihren persönlichen Coach nutzen wollen, dann probieren Sie sich bewusst durch die Vielzahl der Übungen durch – denn jeder Mensch ist anders und jeder braucht andere Impulse – und jeder findet die Übungen, die zu ihm und seinem Typ passen, wenn er sich auf die Suche macht.

Machen Sie genau das, was ich in meinen Seminaren mit meinen Teilnehmern mache: beobachten, in sich hineinspüren, ausprobieren, nachspüren, herausfinden, was und welche Übung Ihnen wann guttut.

In der Regel findet jeder Mensch etwa vier bis fünf Übungen aus der angebotenen Vielfalt, die sein Hauptproblem deutlich und spürbar verringern. Diese Übungen sind Ihr Grundprogramm. Wenn Sie sie zusammen mit den Gleichgewichtsübungen regelmäßig machen, werden Sie sehr schnell einen deutlichen Unterschied merken.

Stellen Sie sich vor, wie genial und einfach das ist – nur fünf Übungen und Sie haben Ihre Grundprobleme im Griff, sind gut drauf, haben Spaß im Leben und alles geht Ihnen leicht von der Hand. Effektiver geht's wirklich nicht!

Alle anderen Übungen betrachten Sie dann als besonderes Extra. Je nach Bedarf spielen Sie mit ihnen und den Spezialprogrammen, die am Ende des Buches aufgeführt sind.

Die Ernährungstipps wiederum sollten Sie vom ersten Tag an beherzigen, wenn Sie sich fitter fühlen wollen. Wahrscheinlich kommt Ihnen schon einiges bekannt vor – dann müssen Sie die Ratschläge nur noch in die Tat umsetzen. Sonst ändert sich ja nichts! Und Sie wollen ja etwas ändern! Grundlegend, schnell und ohne großen Aufwand – sonst hätten Sie dieses Buch nicht gekauft!

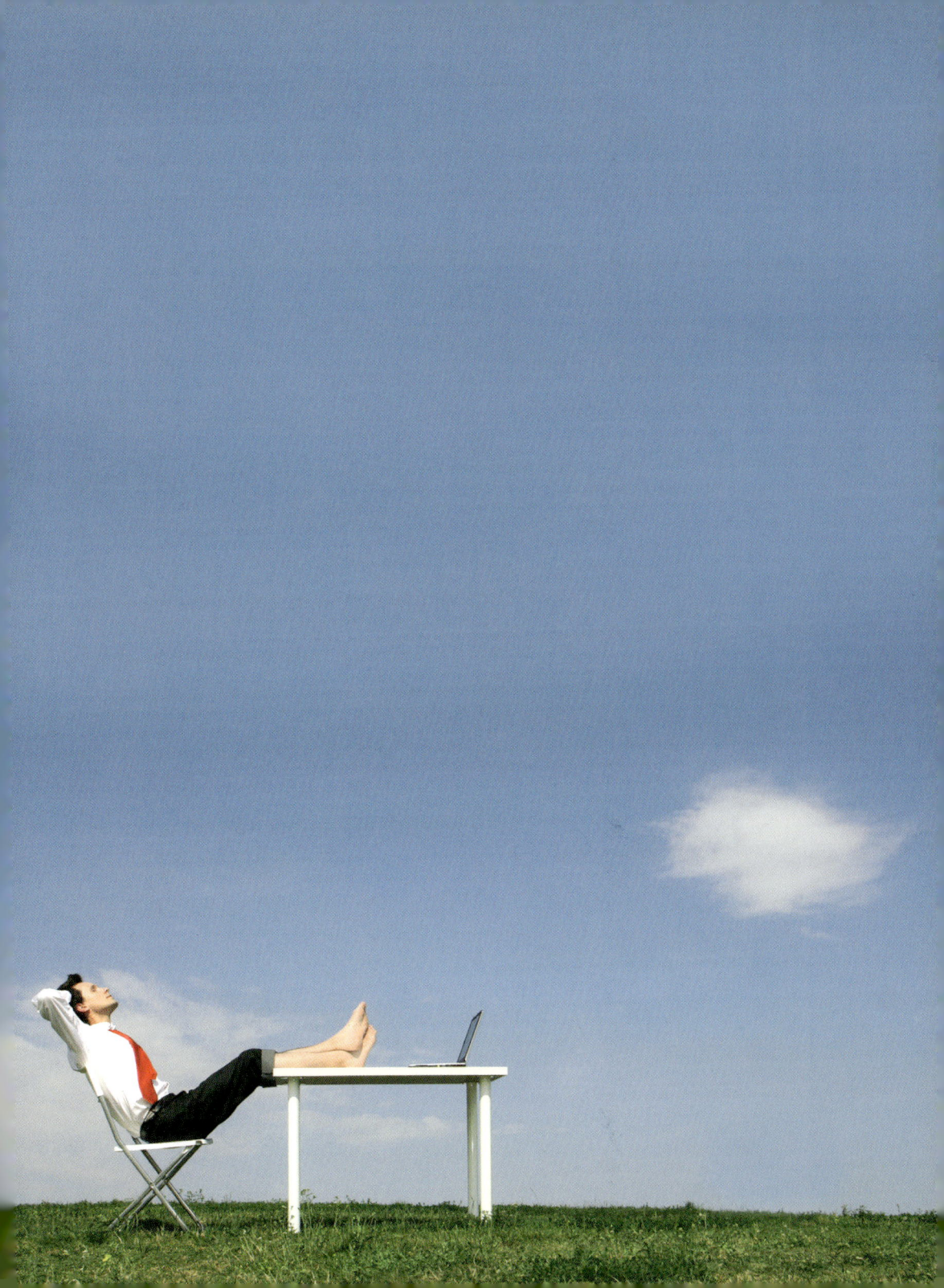

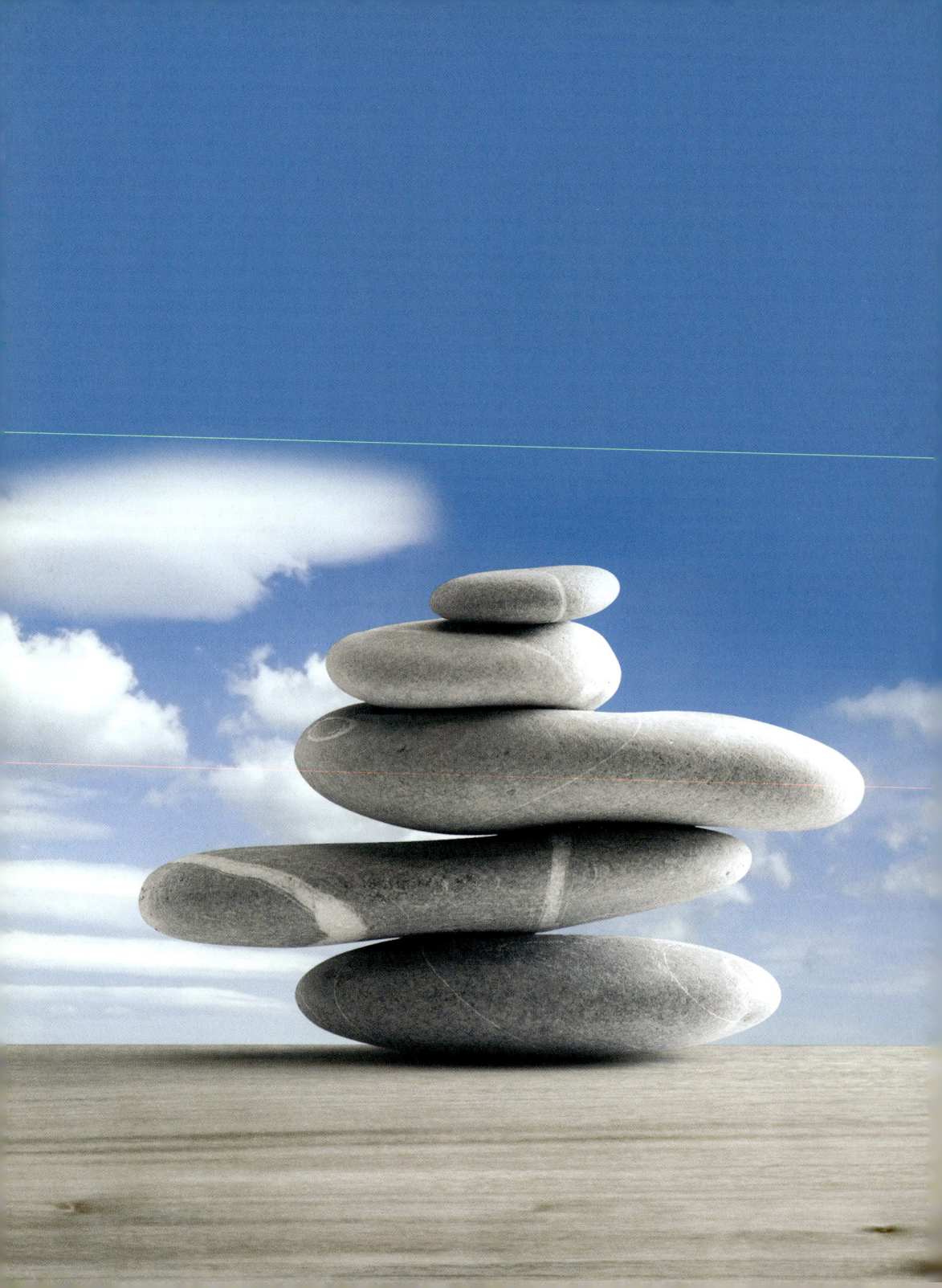

Haltung und Gleichgewicht

oder: Die Kraft kommt aus dem Bauch

Die Kraft kommt aus dem Bauch, sagen die Chinesen. Im Pilates ist die Rede vom sogenannten »Powerhouse«, das Bauch-, Beckenboden-, Rücken- und Gesäßmuskeln umfasst. Das Becken ist unser Körpermittelpunkt und damit unser Kraftzentrum. Damit ist nicht allein die physische Kraft der Beckenbodenmuskulatur gemeint, nein, hier entsteht alle Energie, die Lebensenergie, die unseren Körper durchströmt. Hier entsteht unsere – innere wie äußere – Haltung. Schmerzfreies Sitzen, ein elastischer Gang, würdevolles, sicheres Auftreten, eine ausdrucksstarke Präsenz und liebenswerte Ausstrahlung, eine raumfüllende Stimme – all das ist Ausdruck unserer inneren und äußeren Haltung.

Kurz gesagt: Wenn Sie im Leben etwas darstellen wollen, benötigen Sie diese Kraft aus Ihrer Mitte. Sie brauchen diese innere Kraftquelle auch, um bei Niederlagen – und die gehören im Leben nun mal dazu – einen Punkt zu haben, in dem Sie ruhen, sich sammeln und wiederfinden können. Einen Punkt, der unabhängig ist von allem Äußeren, von Erfolg und Misserfolg, und der nur Ihnen gehört.

Das Ganze mag sehr philosophisch klingen und es gibt Tausende von Büchern und noch mehr Wege, diese innere Kraft zu erreichen. Da alles Wirken ineinandergreift, ist es glücklicherweise völlig egal, von welchem Ansatz Sie sich inspirieren lassen. Der hier vorgestellte Weg führt über die Konzentration auf sich selbst, über die Ebene des Körperbewusstseins. Sie brauchen lediglich ein bisschen Neugier, Übung und Ihren Gleichgewichtssinn, um ein Gefühl für Ihren Beckenboden zu bekommen. Das gilt übrigens für Männer und Frauen. Es ist wichtig, dass man den Beckenboden auch locker lassen kann, doch nur wenigen gelingt dies – schon gar nicht ohne Training. Deswegen brauchen Sie das Wissen und die Erfahrung, wie Sie immer wieder schnell zu dieser Kraft, in Ihre Mitte zurückfinden können. Daher ist »Die Schale« die elementarste aller Übungen.

Basisübungen für Haltung und Gleichgewicht

Die Schale –
Grundübung für Haltung und Gleichgewicht

WIRKUNG: verbessert das Gleichgewicht und damit die Körperhaltung, diese Übung sollte Ihnen zur Gewohnheit werden.

DAUER: zwei bis drei Minuten.

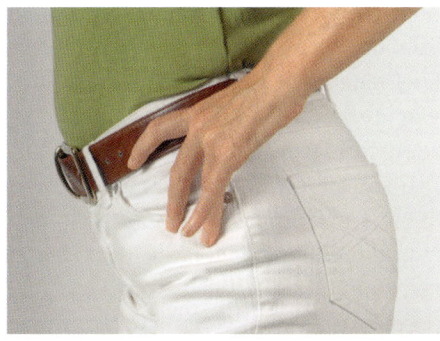

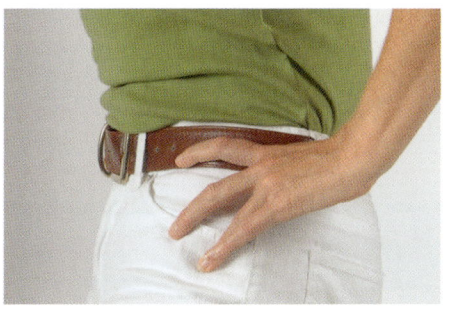

AUSFÜHRUNG:
- Stellen Sie sich aufrecht hin und schließen Sie die Augen.
- Konzentrieren Sie sich auf Ihr Becken. Stellen Sie sich vor, Ihr Becken ist eine große, schöne Schale, gefüllt mit einer glänzenden Flüssigkeit. In der Mitte schwimmt ein Apfel.
- Ihre Aufgabe ist es nun, den Apfel in der Mitte der Schale zu halten.
- Probieren Sie ein bisschen, wie es sich anfühlt, wenn Sie das Becken nach vorne kippen – quasi ein Hohlkreuz machen: Die Flüssigkeit würde vorne aus der Schale fließen. Ähnliches passiert, wenn Sie das Becken zu sehr nach hinten kippen. Nun würde die Flüssigkeit nach hinten überschwappen. Das soll nicht sein – wir wollen den Apfel schön in der Mitte halten.
- Atmen Sie dabei ganz entspannt tief ein und aus.

→TIPP: Sie können – und sollen – die Schale auch im Sitzen im Gleichgewicht halten, wie z.B. beim richtigen Sitzen (siehe S. 34).

WAS GUT DAZU PASST: Energieball wandern lassen (siehe S. 102), Atemtechnik (siehe S. 101).

Auf der Stelle kreisen – entlastet den Rücken, stabilisiert das Gleichgewicht

WIRKUNG: sorgt für ein stabiles Gleichgewicht und entlastet die Wirbelsäule; beruhigt und zentriert; harmonisiert die beiden Gehirnhälften und bringt uns ins Lot.

DAUER: pro Seite etwa eine Minute.

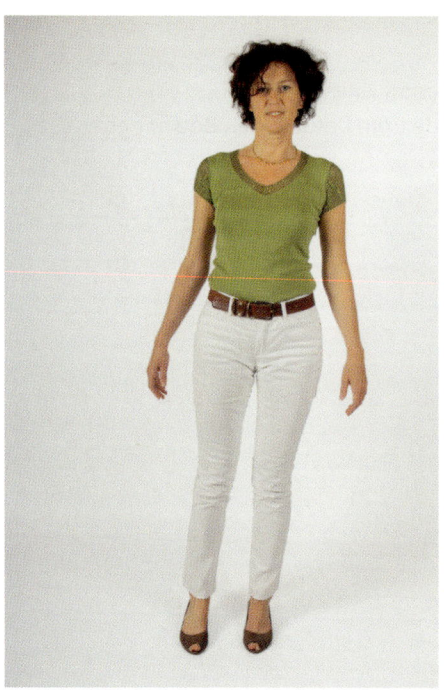

AUSFÜHRUNG:

* Stellen Sie sich aufrecht und hüftbreit hin, die Knie sind leicht gebeugt.
* Wippen Sie ein bisschen auf den Füßen hin und her, bis Sie einen stabilen Stand haben und beide Füße/Beine gleich stark belastet sind.
* Schließen Sie nun die Augen und beginnen Sie, aus den Fußgelenken den Körper im Uhrzeigersinn kreisen zu lassen. Die Füße bleiben immer fest am Boden, nur der Körper – ähnlich einem Baum im Wind – bewegt sich. Denken Sie an die Schale, wenn Sie diese Übung machen! Sie darf nicht auslaufen!
* Lassen Sie die Kreise immer größer werden, aber nur so groß, dass Sie immer beide Füße komplett am Boden spüren können und Ihre Schale nicht auslaufen kann.
* Atmen Sie durch die Nase ein, wenn Sie nach vorne gehen, und aus, wenn Sie nach hinten gehen. Achten Sie darauf, dass der Bauch ganz locker bleibt.
* Lassen Sie nun die Kreise wieder kleiner werden, bis Sie still stehen. Dann bewegen Sie sich in die andere Richtung.

→TIPP: Wenn Sie eine gute Kollegin/einen guten Kollegen haben, lassen Sie sich von ihr/ihm vor Beginn der Übung kurz an der Schulter stoßen. Sie werden sehen, dass Sie aus dem Gleichgewicht kommen und das mit einem schnellen Schritt ausgleichen müssen.

Wenn Sie nach Beendigung der Übung wieder leicht geschubst werden, brauchen Sie diesen Ausgleichsschritt nicht mehr; Sie haben jetzt einen absolut stabilen, sicheren Stand! Stabilität, die sich auch psychisch auswirkt …

Der Wischer – stabilisiert das Gleichgewicht

WIRKUNG: trainiert Ihren Gleichgewichtssinn und damit Ihre Balance.

DAUER: eine Minute pro Bein.

AUSFÜHRUNG:
* Stellen Sie sich aufrecht hin und verlagern Sie Ihr Gewicht auf ein Bein.
* Schwingen Sie das andere Bein aus der Hüfte ganz locker vorwärts und rückwärts. Denken Sie dabei an Ihre Schale – die Flüssigkeit darf nicht auslaufen! Lassen Sie den Bauch ganz locker!
* Anschließend Bein wechseln.

→ VARIANTE

Wem »der Wischer« gut gelingt, der darf mit dem Spielbein variieren.
Schwingen Sie das freie Bein um das Standbein herum, mal vorne überkreuz, dann hinten überkreuz. Das schwingende Bein berührt den Boden dabei nicht.

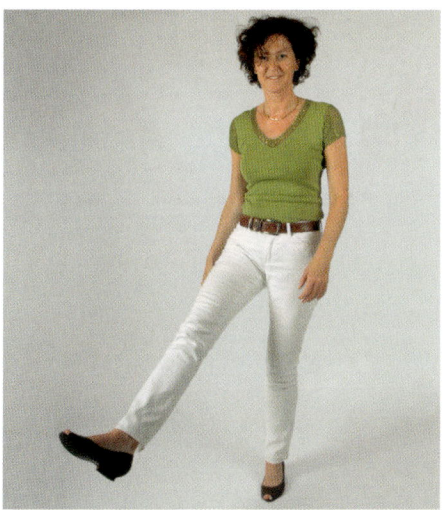 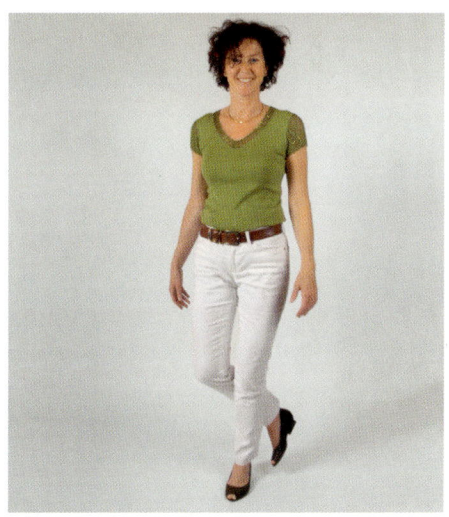

Basisübungen für langes Stehen, Gehen und Sitzen

Der Baum –
Grundübung zum Stehen

WIRKUNG: funktionelles Stehen entlastet die Wirbelsäule und den gesamten Bewegungsapparat. Diese Haltung sollten Sie sich grundsätzlich angewöhnen.

DAUER: zwei bis drei Minuten, dafür mehrmals am Tag.

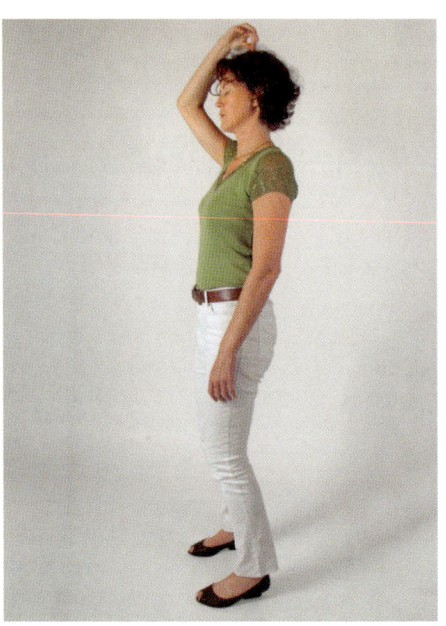

AUSFÜHRUNG:

* Stellen Sie sich hüftbreit hin, die Füße sind parallel.
* Wippen Sie ein bisschen auf den Füßen nach vorne und hinten, bis sich der Körperschwerpunkt in der Mitte einpendelt. Sie brauchen einen stabilen Stand, also das Gewicht weder auf die Fußballen noch auf die Fersen konzentrieren.
* Nun beugen Sie die Knie leicht. Dadurch kippt das Becken nach vorne und Sie entlasten die Lendenwirbel. Lassen Sie den Bauch ganz locker – denken Sie an Ihre Beckenschale!
* Lassen Sie die Schultern nach hinten und unten absacken. Brustbein raus!
* Stellen Sie sich vor, dass Ihr Hinterkopf an einem Faden hängt, der Sie wie eine Marionette nach oben zieht.
* Die Füße sind fest am Boden, der Rücken gerade und lang gestreckt, Kopf und Nacken sind frei und automatisch in Verlängerung der Wirbelsäule.

→TIPP: Was dem Baum die Wurzeln, sind dem Menschen die Füße. Achten Sie auf gute, gleichmäßige Gewichtsverteilung – denken Sie an Ihre Schale!

WAS GUT DAZU PASST: Auf der Stelle kreisen (siehe S. 28).

Knie ansaugen –
hilft bei schweren Beinen

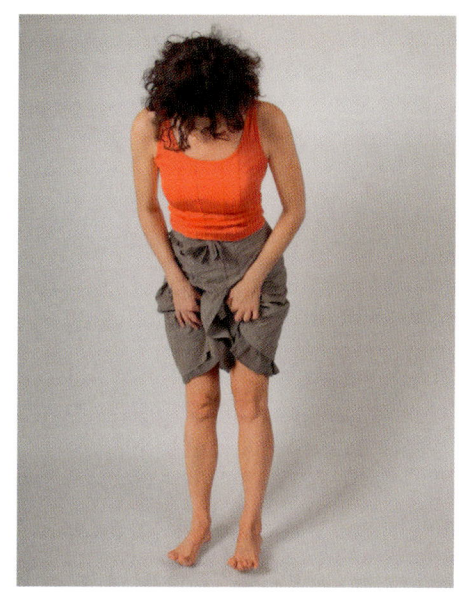

WIRKUNG: durchblutet, kräftigt und massiert die Beinmuskulatur, pumpt abgesacktes Blut zurück zur Körpermitte, schickt Energie nach oben.

DAUER: etwa eine Minute.

AUSFÜHRUNG:

* Am besten ziehen Sie für diese Übung kurz die Schuhe aus.
* Stellen Sie sich hüftbreit hin, die Füße sind parallel.
* Ziehen Sie nun die Zehenspitzen nach oben und »saugen« Sie gleichzeitig die Kniescheibe an. Halten Sie die maximale Spannung für etwa zehn Sekunden und lassen Sie dann völlig los. Atmen Sie trotz der Anspannung normal weiter.
* Wiederholen Sie die Übung drei bis fünf Mal.

→TIPP: Das Gesicht darf entspannt bleiben – also bitte trotz der Anspannung locker bleiben und lächeln.

→VARIANTE: Storch im Salat

Gehen Sie mit angespannten Beinen ein paar Schritte auf und ab. Bewegen Sie die Beine, indem Sie die Hüfte etwas anheben.

TIPP FÜR DEN BÜROALLTAG: *Wir sind physiologisch auf Gehen, nicht auf Stehen programmiert. Entsprechend wirken wir auch sehr statisch, wenn wir uns nicht bewegen. Gehen Sie also zwischendurch ruhig auf und ab, statt herumzustehen. Auch wenn Sie reden und sich unterhalten, müssen Sie keiner Salzsäule gleichen – das ist völlig unnatürlich!*

Der Catwalk – Grundübung zum Gehen

WIRKUNG: entlastet den Bewegungsapparat. Diese kleine Übung verändert Ihre Art zu gehen: Sie ist sehr funktionell und kraftsparend und sollte Ihnen deshalb zur Gewohnheit werden. Aber Achtung: Alles, was so leicht aussieht, fordert erfahrungsgemäß verdammt viel Übung. Wenn Sie allein nicht zurechtkommen, können Sie zwar nichts falsch machen, aber eine Wirkung erzielen Sie auch nicht. Da richtiges Stehen und Gehen wirklich elementar ist, lohnt es sich, einen Feldenkraiskurs zu besuchen oder ein paar Privatstunden bei einem guten Trainer zu nehmen.

DAUER: pro Bein etwa 15 Mal wiederholen; zwei bis drei Durchgänge mehrmals am Tag.

AUSFÜHRUNG:
- Stehen Sie gerade. Die Schultern sinken bewusst nach hinten und unten ab, so bleibt der Kopf oben.
- Gehen Sie durch den Raum. Konzentrieren Sie sich zunächst nur auf Ihre rechte Hüfte. Sie bewegt sich parallel zum Boden und macht eine kleine Vor- und Rückwärtsbewegung. Wenn Ihre rechte Hüfte nach vorn geht, setzt automatisch das rechte Bein auf. Nehmen Sie diese kleine Bewegung ganz bewusst wahr. Vielleicht legen Sie zur besseren Wahrnehmung Ihre rechte Hand auf den rechten Hüftknochen. Wenn Sie sich wirklich nur auf diese kleine Vor- und Rückwärtsbewegung der Hüfte konzentrieren, lässt alles andere los und dann passiert der Rest von allein: Die Schultern gehen mit, die Arme pendeln gegenläufig, der Oberkörper ist gerade.
- Gehen Sie weiter durch den Raum und bleiben Sie mit Ihrer Aufmerksamkeit bei der rechten Hüfte. Genau wie beim Tanzen sehen Sie dabei bitte nie auf Ihre Füße.
- Nach ca. 15 Wiederholungen wenden Sie Ihre Aufmerksamkeit der linken Hüfte zu. Wiederholen Sie den Ablauf nun mit dem linken Bein.
- Nach mehreren Durchgängen nehmen Sie die Konzentration von der Bewegung der rechten bzw. linken Körperhälfte weg und beobachten, inwieweit sich an Ihrem Gang etwas verändert hat. Da sich diese Übung auf das neuromuskuläre System und damit auf das motorische Lernen auswirkt, wird der Hüftimpuls sehr schnell automatisch erfolgen und ihr Gang wird fließend und leicht sein.

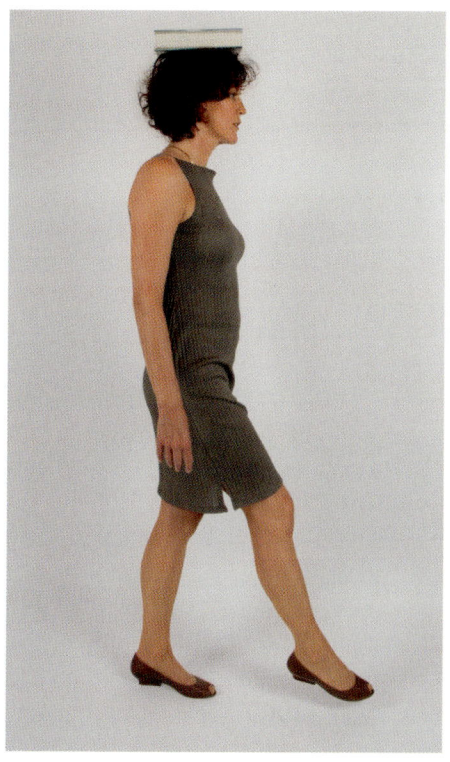

→TIPP: Jede Art von Haltung und Fortbewegung beginnt im Kopf: Die Augen und der Kopf bestimmen die Richtung, in die wir uns bewegen. Mental, wie physisch. Deswegen ist der beste Tipp, den ich Ihnen in Sachen Haltung geben kann: Schultern nach hinten und unten absenken und Brustbein raus. Sie werden staunen, wie sich dadurch auch Ihre innere Haltung verändert.

TIPP VON PROFITÄNZERN: *Zwischen den Schulterblättern gibt es einen Muskel, der wie ein Motor wirkt. Spannen Sie diesen Punkt an, schiebt sich automatisch das Brustbein nach vorn, so als würden Sie von einem unsichtbaren Faden nach vorn gezogen. Ihr Oberkörper bekommt durch den angespannten Muskel einen Vorwärtsimpuls, Ihre Schultern gehen nach hinten und Ihr Gang wird federleicht.*

→VARIANTE

Legen Sie sich ein Buch auf den Kopf, denken Sie an Ihre Hüfte und gehen Sie durch den Raum, ohne dass es herunterfällt. Sie werden überrascht sein, wie leicht Ihnen das bereits fallen wird.
Drehen Sie den Kopf mal nach rechts und mal nach links, um Ihren Gleichgewichtssinn zu verbessern.

Richtiges Sitzen – entlastet den Rücken

WIRKUNG: entlastet die Wirbelsäule, schont die Kraftreserven, verbessert die Konzentration und die Aufnahmefähigkeit. Diese Haltung sollte Ihnen zur Gewohnheit werden.

DAUER: je länger, desto besser.

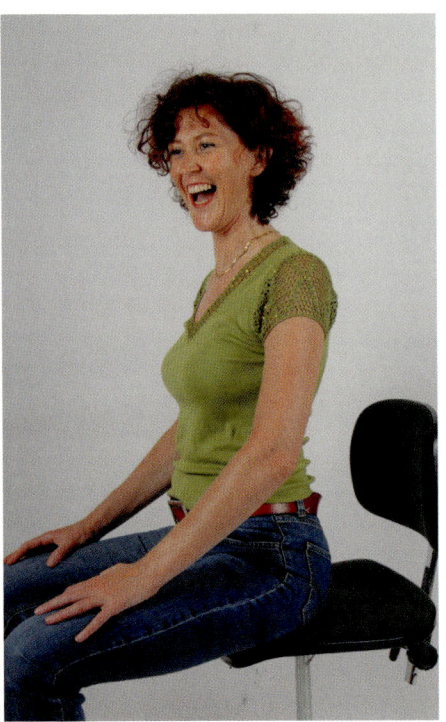

AUSFÜHRUNG:

* Stellen Sie sich aufrecht hin und heben Sie ein Bein. Erfühlen Sie mit Ihrer Hand an Ihrer Sitzfläche die sogenannten Sitzbeinhöcker, zwei Knubbel, die etwas herausstehen.

* Nun setzen Sie sich ganz bewusst nur auf die vordere Stuhlkante und konzentrieren sich darauf, dass die Sitzbeinhöcker die Sitzfläche berühren. Wer etwas mehr Leibesfülle hat, darf rechts und links die Pobacken etwas anheben und zur Seite schieben, um den Kontakt von Sitzbeinhöckern und Sitzfläche zu erleichtern.

* Wippen Sie ein paar Mal nach vorne und nach hinten, bis Sie sich in der Mitte einpendeln. Denken Sie an Ihre Schale im Becken! Nun sitzen Sie kerzengerade – und das ganz ohne Anstrengung!

* Legen Sie beide Hände auf Ihre Flanken – und Sie werden spüren, dass der Rücken völlig gerade und die Rückenmuskulatur völlig entspannt ist. Legen Sie die Hände auf den Bauch und atmen Sie bewusst in die Hände – da darf nichts eingeklemmt sein, der Atem muss frei fließen.

* Achten Sie darauf, dass die Beine parallel aufgestellt sind und dass alle Gelenke einen Spielraum von mindestens 90 Grad haben – noch besser ist ein offener Winkel. Nicht überkreuzen!

TIPPS FÜR DEN BÜROALLTAG: *Achten Sie beim Sitzen auf Vielseitigkeit! Vermeiden Sie einseitige, punktuelle Belastung, indem Sie mehrfach am Tag die Sitzgelegenheit wechseln. Wenn Ihnen eine davon zu weich ist, können Sie sich ein Keilkissen unterlegen. Wenn Sie kein Keilkissen zur Hand haben, tut's auch ein schmaler Aktenordner!*
Stehen Sie ab und an auf und machen Sie alles, was möglich ist (z.B. telefonieren, eine interne Nachricht im Haus weitergeben), im Stehen oder Gehen.

Eine gerade Haltung wird unterstützt durch eine gute, tiefliegende Bauchmuskulatur. Ziehen Sie deswegen öfters mal den Bauchnabel Richtung Wirbelsäule. Sie spüren dann, wie Ihr Becken kippt und der Rücken entlastet wird. Bleiben Sie jedoch – egal, wo und wie Sie sitzen – mit Ihrer Konzentration immer auf den Sitzbeinhöckern!

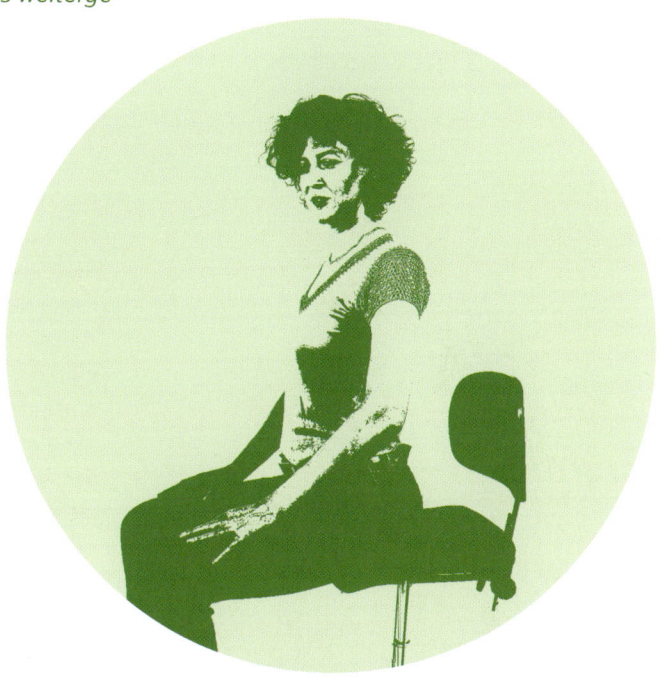

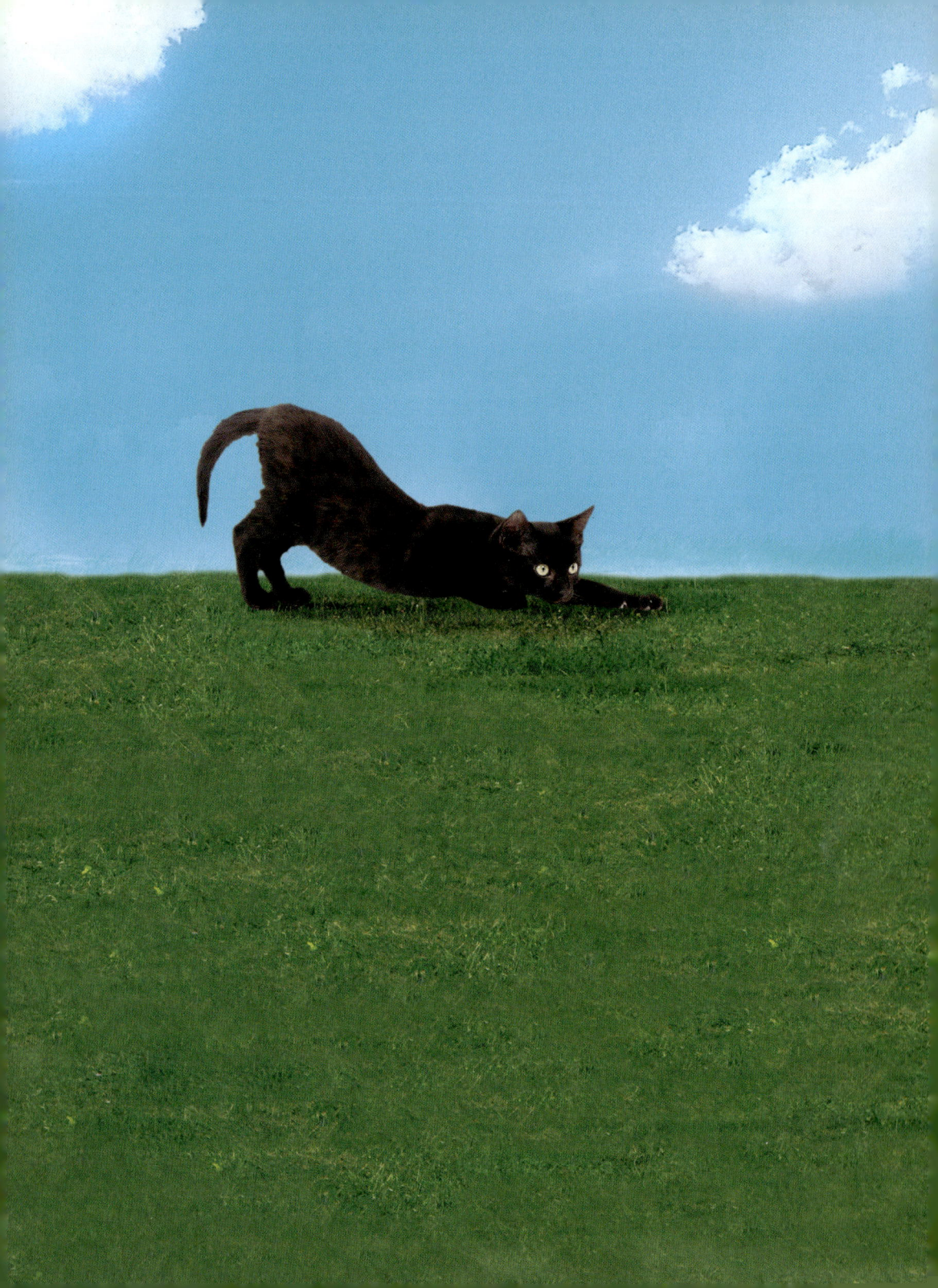

Dehn- und Bewegungs- übungen

oder: Das Kreuz mit dem Kreuz

Häufiger Begleiter im Berufsleben ist der Rückenschmerz: oft diffus, manchmal aber auch genau lokalisierbar. Diverse Fitnessstudios, Physiotherapien und medizinische Behandlungsmöglichkeiten stehen zur Verfügung, dem gestressten Rücken Erleichterung zu verschaffen. Ich bin weit davon entfernt, den Sinn und die Notwendigkeit dieser Angebote in Frage zu stellen. Als Trainer weiß ich um die Bedeutung eines starken Muskelkorsetts für den gesunden Rücken.

Einseitige Dauerbelastung macht dem Körper zu schaffen. Wer stundenlang in ein und derselben Position verharrt, muss sich nicht wundern, wenn ihm abends alles wehtut und nach einigen Jahren die Bandscheiben zwicken. Schließlich ist es Fakt, dass die einseitige Belastung am Schreibtisch und im Auto ihren Tribut fordert. Doch Rückenschmerzen können viele Ursachen haben und mir liegt eher daran, Ihre Aufmerksamkeit auf den wesentlich unbekannteren Zusammenhang zwischen Rückenschmerzen und psychischer Verfassung und auf das Eliminieren ungünstiger äußerer Faktoren zu lenken, denn meine Intention ist es, Ihnen schnelle Entlastung zwischendurch zu verschaffen.

Rückenschmerzen entstehen oft durch muskuläre Dysbalancen, wenn Muskel und Gegenmuskel ein unterschiedliches Kraftniveau haben. Was da hilft, ist eine Dehnung des Brustmuskels und gleichzeitige Stärkung des Gegenmuskels, des Trapezmuskels und der rautenförmigen Muskeln.

Rückenschmerzen können aber auch durch Überlastung der Augen entstehen, die sich auf den Hals- und Nackenbereich auswirkt. Auffällig werden diese Schmerzen erst durch zu langes, einseitiges und unfunktionelles Sitzen, Gehen oder Stehen, schlechte Beleuchtung, zu tiefe und/oder hohe Tische und Stühle etc. Um diese Belastung kommen wir im Berufsalltag nur leider meist nicht herum. Wir können sie aber mit einigen einfachen Tipps und Kniffen wesentlich entschärfen und damit die Schmerzursache reduzieren. Achten Sie einfach darauf, in welchem Bereich des Rückens Sie Schmerzen haben, und probieren Sie aus, welche Übung Ihnen am meisten Erleichterung bringt.

Schon Albert Einstein sagte: »Ein Problem ist selten auf der Ebene zu lösen, auf der es in Erscheinung tritt.« Schmerzen können ausstrahlen. Taube Finger können viele Gründe haben und häufig liegt die Ursache der Beschwerden im Bereich der Brustwirbelsäule – oder im Tragen zu enger Schuhe! Die Übungen aus dem Kapitel zum Schulter- und Nackenbereich und die Übungen für die Füße sollten Sie also in jedem Fall und immer mit ausprobieren.

Tipps und Übungen für den unteren Rücken

Dauerhaftes sowie falsches Sitzen, Gehen und Stehen sind die Hauptursachen für Probleme im unteren Rücken. Was hilft, ist einerseits mehr Kraft, andererseits Entlastung und mehr Beweglichkeit. Ganz oft liegt es auch einfach an den falschen oder zu eng geschnürten Schuhen oder einer zu tiefen Arbeitsfläche.

Nutzen Sie zur grundlegenden Lösung des Problems die Übungen zum Gehen, Stehen und Sitzen und machen Sie ein vernünftiges Kräftigungstraining. Im akuten Fall und auch zur Prophylaxe helfen die hier aufgezeigten Übungen. Bitte beachten Sie: Bauch und unterer Rücken gehören eng zusammen. Wenn der Rücken verspannt ist, ist auch der Bauch nicht locker. Wenn der Bauch nicht locker ist, kann die Energie nicht fließen. Wir sind mit unserem Kraftzentrum nicht mehr verbunden. Die Atmung wird flach, die Stimme kieksig, die Stimmung gereizt – Gelassenheit ade …

Grundsätzlich sind alle der hier aufgeführten Übungen für Sie geeignet, egal, ob Sie stehen, gehen oder sitzen, da es immer um eine Entlastung des Rückens geht. Denken Sie bitte bei allen Übungen immer an Ihre Schale (siehe S. 27)! Für diejenigen, die den ganzen Tag auf den Beinen sind, bieten sich zusätzlich die Übungen für die Füße an.

Tauchstation – entlastet den Rücken

WIRKUNG: entlastet den Lendenwirbelbereich, dehnt den ganzen Rücken, erhöht die Konzentration.

DAUER: etwa eine Minute.

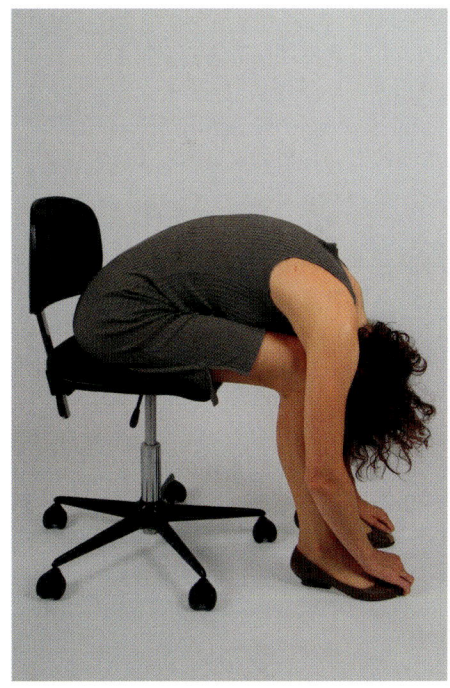

◆ Setzen Sie sich auf einen Stuhl und rutschen Sie mit dem Gesäß ganz nach hinten an die Lehne.

◆ Stellen Sie die Beine im 90-Grad-Winkel auf und lassen Sie den Oberkörper langsam nach vorn und unten sinken.

◆ Legen Sie den Oberkörper richtig auf die Beine auf und lassen Sie den Kopf und die Arme locker hängen.

◆ Atmen Sie nun ganz langsam und tief in den Bauch ein, sodass er sich wölbt und gegen die Oberschenkel gepresst wird. Das entspannt automatisch Ihre unteren Lendenwirbel.

◆ Legen Sie die Hände auf den unteren Rücken und spüren Sie, wie sich der Raum unter Ihren Händen weitet und die Flanken sich dehnen.

◆ Atmen Sie immer tiefer und bewusster ein und aus. Wiederholen Sie dies so oft es Ihnen guttut.

◆ Zum Aufrichten legen Sie die Hände auf die Knie und drücken sich langsam wieder nach oben, wobei Sie sich Wirbel für Wirbel langsam hochrollen. Der Kopf bleibt bis zum letzten Moment gesenkt und wird erst zum Abschluss der Übung ganz langsam aufgerichtet.

→TIPP: Kommen Sie wirklich bewusst und ganz langsam hoch! Da Sie gerade viel Blut im Kopf haben, kann Ihnen sonst schwindelig werden!

Bauchtanz – mobilisiert die Lendenwirbelsäule

WIRKUNG: mobilisiert die Lendenwirbelsäule, ohne den Rücken zu belasten; bringt blockierte Energie in Schwung.

DAUER: zwei Minuten.

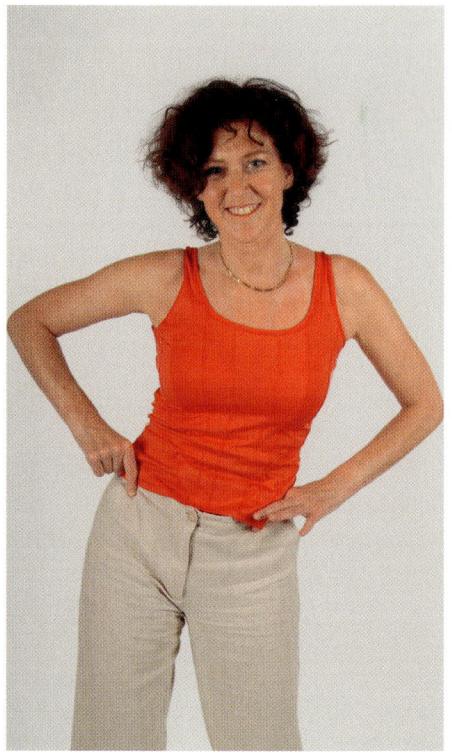

AUSFÜHRUNG:

- Stellen Sie sich hin, die Füße sind hüftbreit und parallel. Die Zeigefinger liegen seitlich an der Hüfte und zeigen nach unten.
- Beschreiben Sie mit den Zeigefingern aus der Hüfte heraus eine große liegende Acht auf dem Boden, langsam und konzentriert.
- Malen Sie acht große Achten auf den Boden, dann wechseln Sie die Richtung. Bitte ohne Kraft, nur aus dem Hüftgelenk heraus bewegen. Mehrmals wiederholen.

→TIPP: Geübte »Bauchtänzer« benutzen zum Achtenmalen die Bauchmuskulatur. Dabei ziehen Sie beim Vorschieben des Beckens die Bauchmuskeln an (Bauchnabel Richtung Wirbelsäule ziehen). Sie spüren dabei ganz deutlich, wie Ihr Becken durch die Muskelanspannung nach hinten »kippt« und der untere Rücken dadurch ganz flach wird. Beim Nach-hinten-Gehen lassen Sie die Bauchmuskeln einfach los und spannen dafür den unteren Rücken und die Gesäßmuskeln an. Dadurch kippt das Becken nach vorn und es entsteht ein leichtes Hohlkreuz, das aber muskulär kontrolliert ist und deswegen keine Probleme verursacht.

Die Sphinx – entlastet die Brustwirbelsäule

WIRKUNG: öffnet den Brustkorb; dehnt und kräftigt die Tiefenmuskulatur im ganzen Rücken. Diese Übung ist nichts für Anfänger.

DAUER: zwei bis drei Minuten.

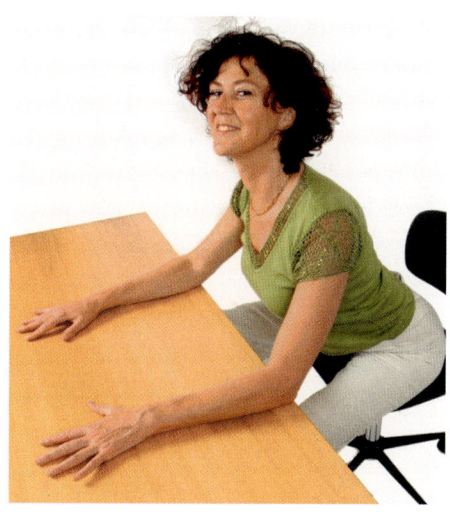

AUSFÜHRUNG:

- Sitzen Sie kerzengerade, denken Sie an Ihre Schale und spüren Sie Ihre Sitzbeinhöcker.
- Legen Sie die Unterarme schulterbreit

auf den Tisch. Die Ellenbogen sind dabei an der Tischkante, die Hände liegen flach auf der Arbeitsfläche, die Handflächen zeigen nach unten.

- Schieben Sie jetzt das Brustbein nach vorne und lehnen Sie sich mit geradem, angespanntem Rücken vor. Das gesamte Gewicht lastet jetzt auf den Unterarmen. Drücken Sie sich nun bewusst aus den Schultern nach oben, heben Sie gleichzeitig den Kopf und sehen Sie schräg nach oben.
- Verharren Sie etwa zehn Sekunden in dieser Haltung. Sie sollten tief zwischen den Schulterblättern eine Spannung spüren.
- Dann verlagern Sie Ihr Gewicht hinter die Sitzbeinhöcker, indem Sie sich zurücklehnen und den Bauchmuskel ganz nach innen ziehen, sodass Ihr Bauch richtig flach wird. Der Rücken wird nun ganz rund. Das Kinn geht dabei zur Brust. Machen Sie die Bewegung langsam und bewusst. Nun spüren Sie eine Dehnung im ganzen Rücken. Die Nase sollte im Lot zum Schambein sein, dann haben Sie die optimale Dehnwirkung.
- Atmen Sie ruhig weiter und wiederholen Sie die Übung fünf bis zehn Mal.

→TIPP: Wenn Sie das Tempo steigern, haben Sie eine stärkere Kräftigungswirkung.

Nach den Sternen greifen – dehnt den ganzen Rücken

WIRKUNG: entlastet und dehnt den Rücken; macht wach.

DAUER: ein bis zwei Minuten.

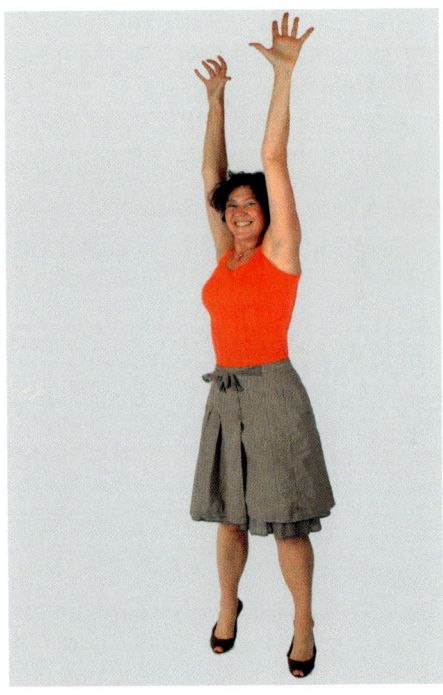

AUSFÜHRUNG:
- Stellen Sie sich auf die Zehenspitzen und greifen Sie immer höher nach oben, so als wollten Sie aus dem obersten

Bücherregal ganz hinten ein Buch ziehen – und Sie haben keine Leiter! Machen Sie sich so lang, wie es irgendwie geht. Halten Sie die Spannung etwa dreißig Sekunden lang bis in die Fingerspitzen und gähnen Sie dabei ausgiebig.

* Dann strecken Sie sich in alle Himmelsrichtungen, so oft und so lange es Ihnen guttut. Vergessen Sie dabei das Gähnen nicht!

nicht vor dem Körper, sondern wirklich über dem Kopf malen. Dabei kommt die Bewegung aus den Schultergelenken. Schieben Sie die Arme beim Zurückgehen aus den Schultern richtig nach hinten. Die Schultern halten Sie ganz bewusst unten.

* Lächeln Sie freundlich, auch wenn's wehtut! Zehn Mal in die eine Richtung, zehn Mal in die andere Richtung.

Heiligenschein – lockert die Schultern

WIRKUNG: lockert Verspannungen im Schultergürtel; mobilisiert in der Brustwirbelsäule und im Schultergelenk; entlastet den ganzen Rücken.

DAUER: eine Minute.

AUSFÜHRUNG:

* Verschränken Sie die Hände, strecken Sie die Arme aus den Schultergelenken richtig lang über den Kopf und drehen Sie die Handflächen so, dass sie zur Decke zeigen.
* Malen Sie mit den offenen Handflächen große Kreise über Ihrem Kopf in die Luft. Achten Sie darauf, dass Sie die Kreise

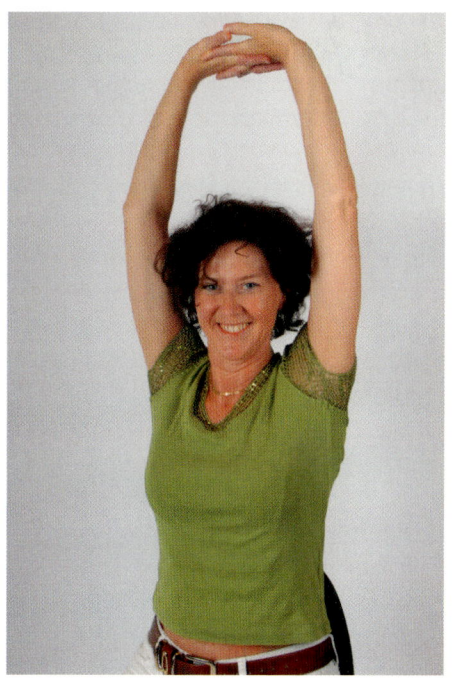

Akupressurpunkt – Rückenmassage bei Schmerzen im unteren Rücken

WIRKUNG: verbessert die gesamte Verfassung und ist daher gut für die Konzentration; bringt Erleichterung bei Schmerzen im unteren Rücken.
Akupressurpunkte sind Triggerpunkte an unseren Meridianen (Energieleitbahnen). Sind die Meridiane blockiert, was durch einseitige Belastung häufig vorkommt, kann das Drücken dieser Punkte sehr schmerzhaft sein. Durch Drücken und Massieren kann Energie wieder frei fließen.

DAUER: zwei bis drei Minuten.

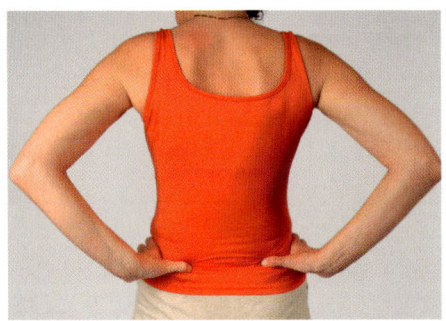

LAGE UND AUSFÜHRUNG:
• Drücken Sie mit den Daumen auf die beiden Punkte, die am unteren Rücken auf Taillenhöhe, zwischen dem zweiten und dem dritten Lendenwirbel, einige Zentimeter neben der Wirbelsäule liegen.
• Üben Sie etwa zwei Minuten lang festen Druck aus oder massieren Sie die Punkte mit gleichbleibender leichter Bewegung.

→VARIANTE

Reiben Sie die Hände aneinander, und legen Sie sie dann auf die Akupressurpunkte auf und lassen Sie die Wärme wirken – das hat eine entspannende Wirkung.

WAS GUT DAZU PASST: die Schale (siehe S. 27), auf der Stelle kreisen (siehe S. 28), Schulterkreisen (siehe S. 76), richtiges Sitzen (siehe S. 34), Hände unter den Tisch (siehe S. 46), alle Übungen bei Nacken- und Schulterschmerzen (siehe S. 45–55).

Tipps und Übungen bei Schulter- und Nacken-verspannungen

Das »Schultern-Hochziehen« bzw. das »Buckel-Machen« sind die Hauptursache für Probleme im oberen Rücken. Grund dafür kann die fehlende oder zu schwache Muskulatur im Bereich der Brustwirbelsäule sein, aber auch die einseitige Belastung durch die Maushand führt häufig zu massiven Beschwerden.

Doch das klassische Hochziehen der Schultern kann leider auch ganz andere Ursachen haben. Hochgezogene Schultern signalisieren Rückzug – »Lass mich in Ruhe«. Sie engen den Brustkorb und die Atmung ein und schwächen so unsere Lebensenergie. Wir sagen nicht umsonst: »Dem sitzt die Angst im Nacken!« Wir ziehen den Kopf ein und machen uns klein.

Auch die Tendenz, immer zu viel zu wollen, mit den Zähnen zu knirschen oder die Zähne zusammenzubeißen – also das sogenannte »Durchbeißen« –, verspannt den Nacken. Achten Sie darauf!

Die Ursachen können also vielseitig sein. Probieren Sie deshalb bitte nicht nur die hier vorgestellten Dehn- und Entspannungsübungen aus, sondern testen Sie auch, welche Übungen aus der Mentalecke, den Rücken- und Haltungsübungen, dem Augenkapitel und den Übungen für die Stimme Ihnen weiterhelfen können. Testen Sie, was Ihnen guttut.

Einen Baum umarmen – dehnt den Schultergürtel

WIRKUNG: dehnt den Schultergürtel.

DAUER: eine Minute.

AUSFÜHRUNG:

* Stellen oder setzen Sie sich aufrecht hin.
* Machen Sie einen Katzenbuckel und halten Sie die Arme parallel zum Boden nach vorne.
* Stellen Sie sich jetzt vor, Sie würden einen großen, dicken Baum umarmen.
* Tasten Sie sich mit den Fingern so weit es geht um den imaginären Stamm

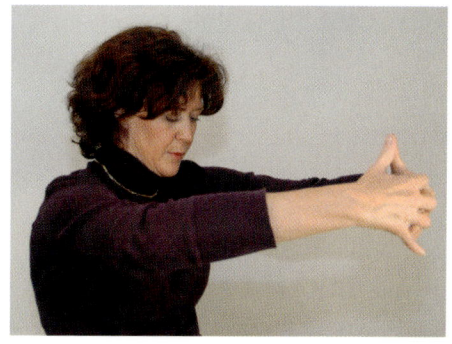

herum, Millimeter für Millimeter nähern sich die Fingerspitzen an. Der Schultergürtel wird ganz rund, die Schultern bleiben tief, der Kopf sinkt nach vorne.

Nüsse knacken – bei verspannten Schultern

WIRKUNG: hilft bei verspannten Schultern, bei verspannter Nackenmuskulatur und bei Enge in der Brust.

DAUER: eineinhalb Minuten.

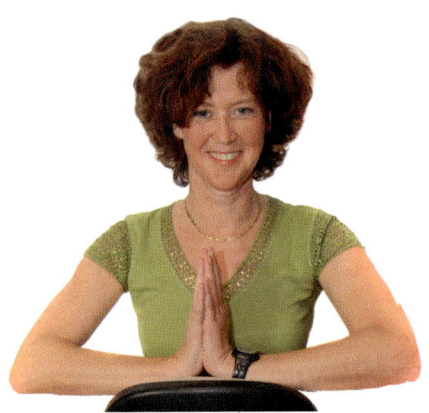

AUSFÜHRUNG:
* Legen Sie die Handflächen vor der Brust aneinander.

* Drücken Sie die Hände jetzt ganz fest zusammen, bis die Arme richtig zittern – so als ob Sie mit den Händen eine Nuss knacken wollten. Atmen Sie trotz der Anspannung ganz normal weiter.
* Halten Sie den Druck ca. zwanzig Sekunden lang und schütteln Sie dann die Arme aus. Sie werden spüren, wie die angespannte Muskulatur plötzlich warm wird.
* Die Übung noch zwei Mal wiederholen.

Hände unter den Tisch – dehnt den oberen Rücken

WIRKUNG: dehnt die Schultern sowie den gesamten oberen Rücken; löst Verspannungen, verbessert die Haltung.

DAUER: ein bis zwei Minuten.

AUSFÜHRUNG:
* Sitzen Sie aufrecht auf Ihren Sitzbeinhöckern.
* Legen Sie die Hände flach unter die Tischplatte, die Handflächen zeigen nach oben. Ziehen Sie die Schulterblätter nach hinten und unten und drücken Sie gleichzeitig mit den Händen von unten gegen die Tischplatte.

- Halten Sie die Spannung etwa zwanzig Sekunden lang, dann die Schultern kurz entspannen.
- Mehrfach wiederholen, je nachdem, wie gut es Ihnen tut. Dabei ganz normal weiteratmen – auf keinen Fall die Luft anhalten.

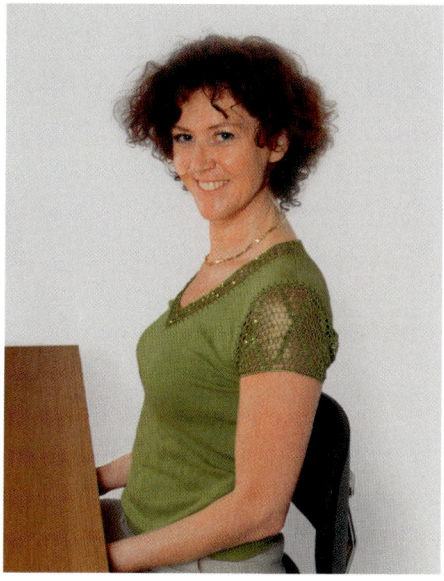

→TIPP: Die Schultern neigen dazu, nach oben zu gehen. Achten Sie darauf, dass dies nicht passiert.

TIPP FÜR DEN BÜROALLTAG: *Diese Übung eignet sich auch gut für lange Meetings. Wenn Sie im Gesicht entspannt bleiben, sieht Ihnen keiner an, was Sie gerade tun.*

Robby Longfinger – dehnt den Schultergürtel

WIRKUNG: dehnt die Flanken, den Schultergürtel und somit den Rücken in seiner ganzen Länge; bringt Länge in den Oberkörper und den Kreislauf in Schwung!

DAUER: zwei bis drei Minuten.

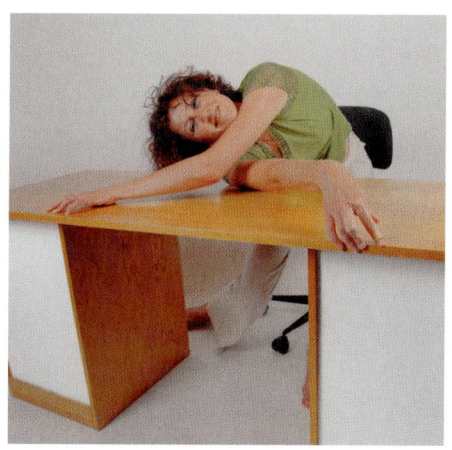

AUSFÜHRUNG:
- Setzen Sie sich aufrecht an Ihren Schreibtisch.
- Strecken Sie den linken Arm lang über den Tisch hinweg aus, wobei Sie darauf achten, dass die Schulter unten bleibt.
- Krabbeln Sie jetzt mit den Fingern des rechten Armes unterhalb des linken

Armes hindurch und auf der Tischplatte entlang diagonal nach vorne. Lassen Sie die Finger immer weiter wandern, ohne dass der Po von der Sitzfläche abhebt. Strecken Sie sich – in der Endposition haben Sie von beiden Händen nur noch die Fingerspitzen auf dem Tisch, der Rest ist lang gestreckt, liegt aber nicht auf!

♦ Halten Sie die Spannung in dieser Position mindestens zwanzig Sekunden lang, ehe Sie langsam mit den Fingern wieder zurückwandern.

♦ Dann die Arme wechseln. Die Übung auf beiden Seiten mehrfach wiederholen.

♦ Der Akupressurpunkt befindet sich auf Ihrem Unterarm, zwei Fingerbreit unter dem Handgelenk.

♦ Drücken Sie mit dem Daumen fest zwischen die beiden Knochen von Elle und Speiche.

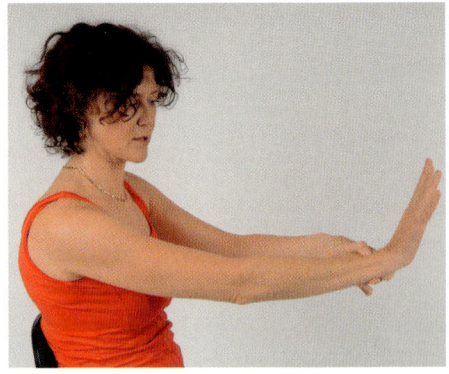

Akupressurpunkt – die Maushand entspannen

→TIPP: Dieser Punkt muss etwas länger gedrückt werden, um volle Wirkung zu entfalten.

WIRKUNG: hilft bei Verspannungen im Schulter- und Nackenbereich, bei der sogenannten »Maushand« und bringt den ganzen Körper wieder in Balance.

DAUER: zwei bis drei Minuten, auch länger bei Bedarf.

AUSFÜHRUNG:

♦ Biegen Sie die Maushand nach hinten.

Finger-Stretching – lockert die Maushand

WIRKUNG: dehnt die Innenseite der Unterarme, entspannt so die Maushand. Durch das permanente Überstrecken verkürzen sich die Sehnen im Handgelenk, was sich als Fehlhaltung durch den ganzen Arm bis in die Brustwirbelsäule fortsetzt. Deswegen ist die Maushand eine der Hauptursachen für Schulter- und Nackenverspannungen.

DAUER: eine Minute, dafür mehrmals täglich (bei viel PC-Arbeit jede Stunde einmal).

AUSFÜHRUNG:
- Legen Sie die Hände flach auf den Tisch. Drehen Sie die Hände so, dass die Finger zu Ihnen zeigen.
- Strecken Sie nun die Arme durch. Sie spüren eine Dehnung im Unterarm, die bis in die Schultern hinaufreicht. Achten Sie darauf, dass die Handflächen vollständig aufliegen und die Arme gestreckt bleiben. Den Spannungsdruck können Sie steuern, indem Sie Ihr Körpergewicht verlagern – je weiter hinten Sie damit sind, desto mehr Zug haben Sie auf dem Unterarm.

- Halten Sie die Spannung etwa zwanzig Sekunden, dann lösen Sie die Haltung auf und schütteln die Arme aus.
- Wiederholen Sie die Übung ein bis zwei Mal.

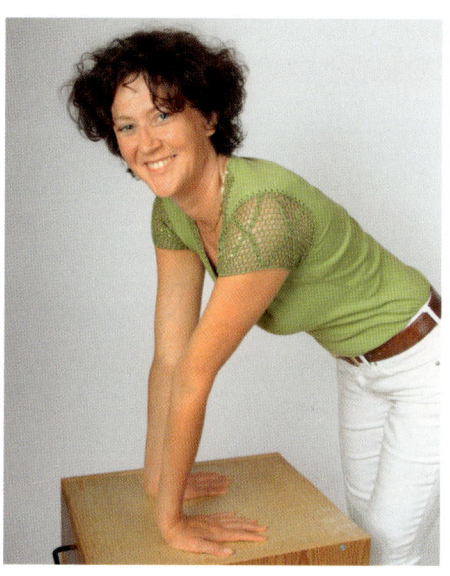

→VARIANTE

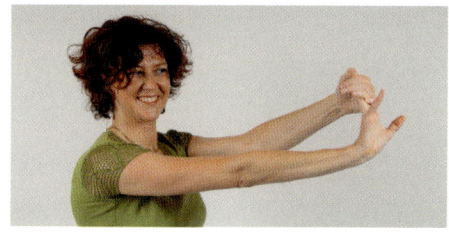

Wenn Sie keinen Tisch haben, strecken Sie den Mausarm einfach nach vorne aus, beugen das Handgelenk nach oben, sodass die Handfläche nach vorne zeigt, und drücken mit der anderen Hand von hinten gegen die Finger. Die Schulter des gestreckten Armes bleibt dabei unten.

→TIPP: Achten Sie darauf, dass der Oberkörper locker ist! Lächeln Sie während der Übung – das entspannt die Gesichtszüge.

Das Sehrohr – lockert den Halsmuskel

WIRKUNG: dehnt die Schulter- und Nackenpartie, verbessert die Beweglichkeit im Hals und sorgt für einen geraden Oberkörper; hilft bei Kopfschmerzen.

DAUER: eine Minute.

AUSFÜHRUNG:
* Sitzen Sie aufrecht auf den Sitzbeinhöckern, neigen Sie das Kinn zur Brust und legen Sie einen Finger auf den Scheitelpunkt.
* Machen Sie sich jetzt aus dem unteren

Rücken heraus ganz lang, die Schultern bleiben dabei unten. Strecken Sie bewusst den Hals in die Länge.
* Drehen Sie nun den Kopf ganz langsam nach rechts und nach links, wobei Sie jeweils in der Endposition ausatmen.
* Wiederholen Sie die Übung zwanzig bis dreißig Mal.

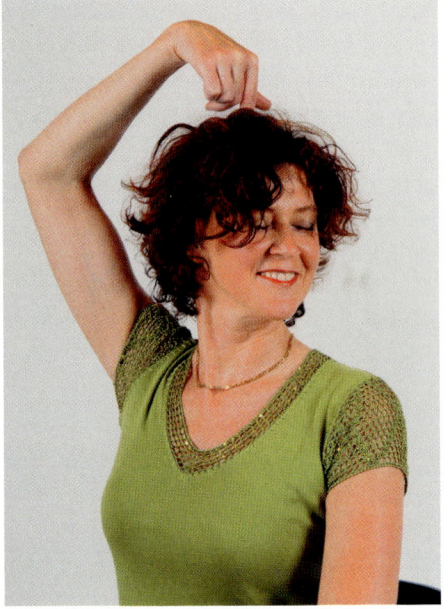

Den Kopf einsetzen – entspannt den Nacken

WIRKUNG: lockert und löst Verspannungen, dehnt und kräftigt die Nackenmuskulatur.

DAUER: etwa zwei Minuten.

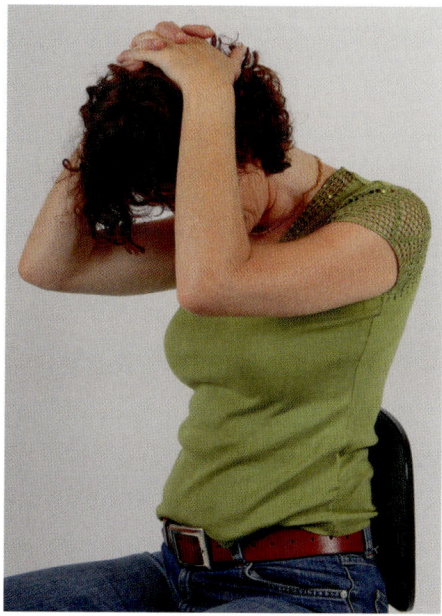

AUSFÜHRUNG:
* Setzen Sie sich gerade hin, beugen Sie das Kinn zur Brust und legen Sie die Hände verschränkt auf den Hinterkopf.

Die Ellbogen zeigen nach vorne, die Schultern bleiben tief.
* Nun einfach das Gewicht der Arme nach vorne sinken lassen – nicht aktiv nachziehen. Ruhig und tief weiteratmen.
* Position nach etwa zwanzig Sekunden lösen, die Arme kurz ausschütteln und die Übung zwei bis drei Mal wiederholen.

INFO: Die Übung dehnt den ganzen Schulter- und Nackenbereich bis tief hinunter in den Rücken.

→VARIANTE 1: den Kopf heben

WIRKUNG: dehnt und kräftigt den Nacken.

DAUER: 20 Sekunden.

AUSFÜHRUNG:
* Die Ausgangshaltung ist dieselbe wie bei der Grundhaltung.
* Drücken Sie nun mit den Händen sanft gegen den Hinterkopf und heben Sie den Kopf gegen den Widerstand etwas an. Die Schultern bleiben dabei unten. Sie sollten den Widerstand spüren, aber keine Schmerzen haben.

→VARIANTE 2: den Nacken seitlich
dehnen

WIRKUNG: dehnt die seitlichen Stränge der Halsmuskulatur.

DAUER: etwa zwei Minuten.

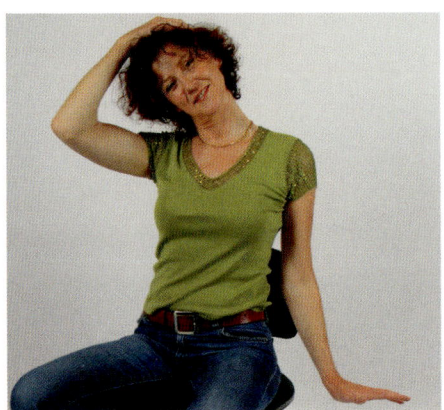

AUSFÜHRUNG:

- Neigen Sie den Kopf zur rechten Seite, fassen Sie mit der rechten Hand über den Kopf und legen Sie die Hand auf das linke Ohr.
- Drücken Sie den Kopf sanft nach rechts. Beide Schultern bleiben dabei unten.
- Den linken Arm lassen Sie hängen und schieben die Handfläche Richtung Boden. So können Sie den Zug in der Muskulatur selbst gut steuern.
- Halten Sie die Spannung etwa zehn bis zwanzig Sekunden und atmen Sie dabei

entspannt weiter. Dann dehnen Sie die andere Seite.

- Wiederholen Sie die Übung auf beiden Seiten zwei bis drei Mal.

→VARIANTE 3: Kopfnicken

WIRKUNG: hilft bei verspannter Nacken-muskulatur, stärkt die vorderen Hals-muskeln und sorgt für ein schönes De-kolleté.

DAUER: ein bis zwei Minuten.

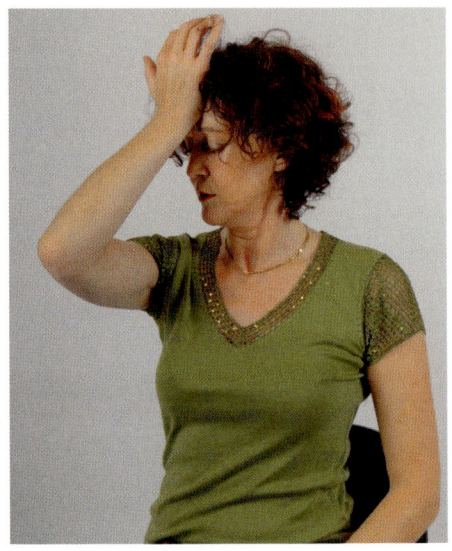

AUSFÜHRUNG:

- Drücken Sie den rechten oder linken Handballen gegen die Stirn und senken

Sie den Kopf gegen den Widerstand innerhalb von vier Sekunden nach vorne und unten.

* Kurz die Spannung halten (Kinn an der Brust), dann langsam den Kopf wieder gegen den Handwiderstand anheben. Der Oberkörper bleibt dabei völlig aufrecht, die Schultern sind unten.
* Wiederholen Sie die Übung langsam mehrere Male.

→TIPP: Die Drehbewegung kommt aus dem Halsgelenk, das Kinn führt die Bewegung.

→VARIANTE 4: die Schildkröte

WIRKUNG: entspannt die Hals- und Nackenmuskulatur.

DAUER: eine Minute.

AUSFÜHRUNG:

* Sitzen Sie aufrecht und heben Sie das Kinn an, bis es parallel zum Boden ist.
* Schieben Sie nun das Kinn nach vorne, ohne den Oberkörper zu bewegen. Bleiben Sie kurz in dieser Haltung und ziehen Sie dann das Kinn nach hinten, als ob Sie ein Doppelkinn machen wollten. Verweilen Sie auch in dieser Position einen Moment.

* Wiederholen Sie die Übung an die zwanzig Mal.

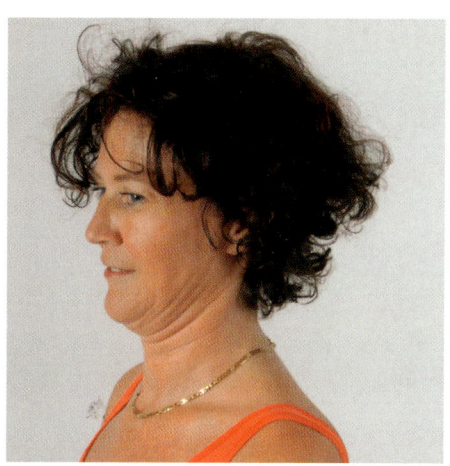

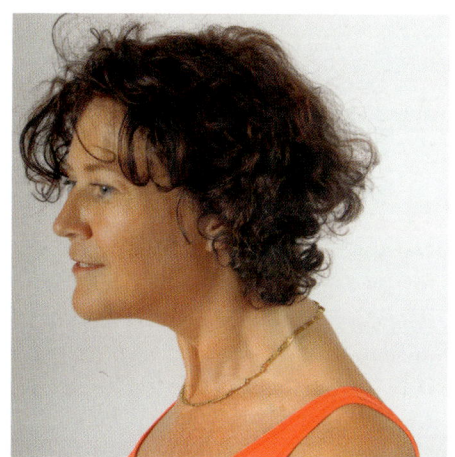

→TIPP: Achten Sie auf eine langsame Ausführung der Bewegung.

Akupressurpunkt –
die Schultern massieren

WIRKUNG: löst chronische Verspannungen im Schulter- und Nackenbereich, die den ganzen Organismus erschöpfen; wird traditionell bei nervösen Verspannungen, steifem Hals und als vorbeugende Maßnahme gegen Schulterschmerzen eingesetzt.

DAUER: pro Seite etwa zwei Minuten.

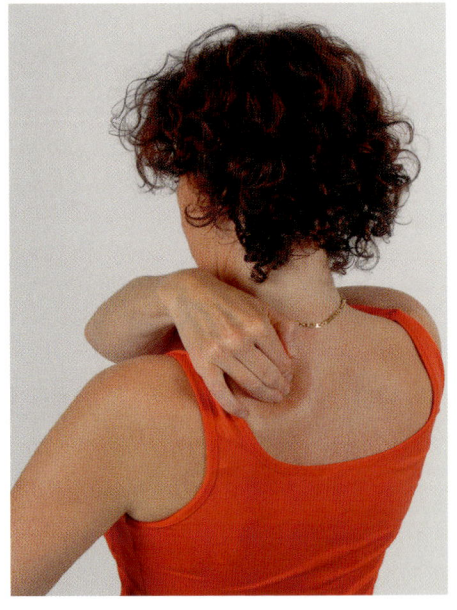

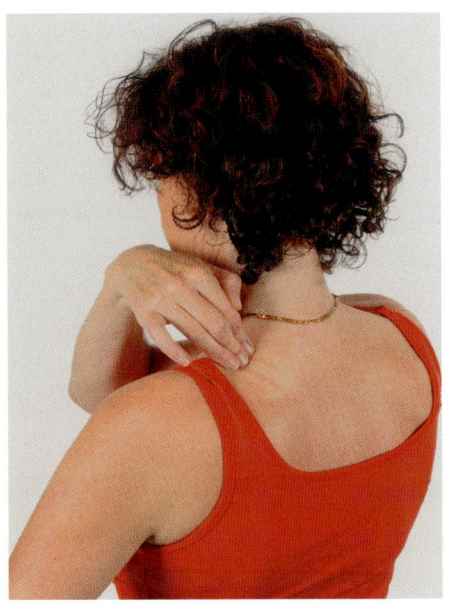

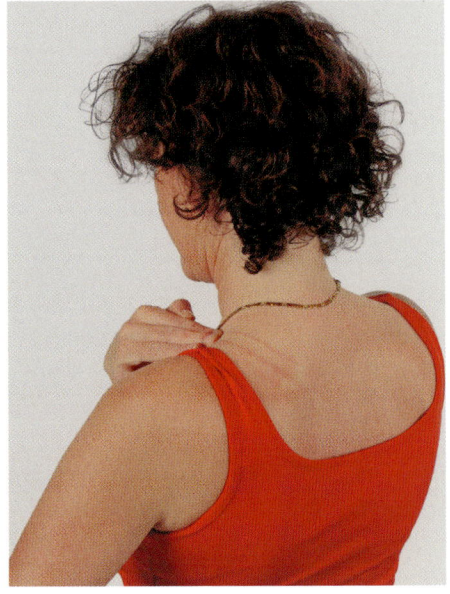

◆ Der Akupressurpunkt liegt auf der Schulter, in der Mitte zwischen der Basis des Halses und der Außenseite der Schulter. Der Energiepunkt liegt genau einen Zentimeter unter dieser Stelle im Körper.

◆ Fassen Sie mit der rechten Hand über die linke Schulter, krümmen Sie die Finger, um über den Trapezmuskel auf Ihrer linken Schulter zu greifen. Ziehen Sie die Finger langsam über den Muskel und lassen Sie die Hand diagonal bis zur Brust gleiten.

◆ Massieren Sie den Punkt auf diese Weise abwechselnd links und rechts, ein bis zwei Minuten lang.

WAS GUT DAZU PASST: Schulterkreisen (siehe S. 76); das Sehrohr (siehe S. 50); alle Rückenübungen (siehe S. 39–44); der summende Tischtennisball (siehe S. 102).

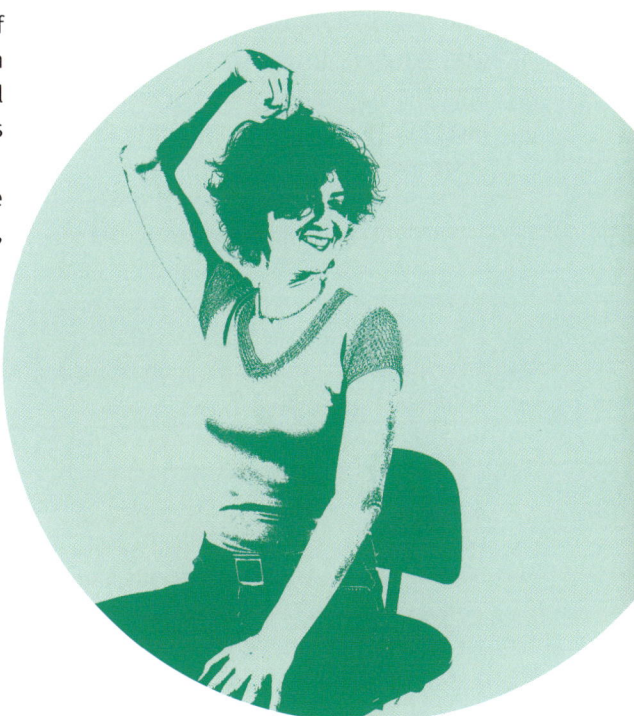

Tipps und Übungen bei Kopf- und Augenschmerzen

Unsere Augen sind nichts anderes als Muskeln, die bei Überbeanspruchung ermüden. Das führt zwar nicht zu Verspannungen im Auge, doch das Auge ist an Muskeln und Sehnen aufgehängt, die quer durch den Kopf verlaufen – und eine Überlastung führt zu Verspannungen, die sich bis in die Hals-, Schulter- und Nackenmuskulatur hinunterziehen können und den sogenannten Spannungskopfschmerz verursachen.

Kopfschmerzen können sowohl von einer schlechten Haltung als auch von trockener Raumluft, schlechter Beleuchtung, einem flimmernden, strahlenden Bildschirm und/oder fehlender bzw. falscher Sichtkorrektur – durch Brille oder Kontaktlinsen – herrühren.

Was dabei passiert: Die Gefäße im Kopf ziehen sich zusammen, es kommt zu wenig Blut und somit Sauerstoff ins Gehirn, dies beeinträchtigt die Durchblutung der Augen und natürlich die Denkleistung des Gehirns. Ein Teufelskreis …

Als erste Sofortmaßnahme reißen Sie jetzt bitte alle Fenster auf und atmen ein paar Mal tief durch, ehe Sie die folgenden Übungen machen. Diese können die Augenfunktion verbessern und damit das Kopfschmerzrisiko durch Überlastung deutlich verringern. Sie ersetzen aber in keinem Fall den Weg zum Augenarzt, und auch alle anderen Belastungsfaktoren sollten Sie unbedingt in Ordnung bringen lassen!

Blickkontakt – gegen müde Augen

WIRKUNG: entspannt und hilft bei müden Augen.

DAUER: etwa ein bis zwei Minuten.

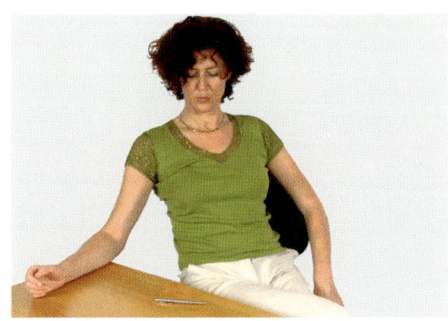

AUSFÜHRUNG:
- Setzen Sie sich gerade auf die Sitzbeinhöcker und entspannen Sie den Oberkörper. Die Hände und Arme sind locker, der Kopf ist gerade und in Verlängerung der Wirbelsäule.

Jetzt suchen Sie sich mit den Augen fünf bis sechs Gegenstände in unterschiedlichen Distanzen im Raum und fixieren diese mit Blicken der Reihe nach. Wechseln Sie von kurzen Distanzen auf lange Distanzen, von oben auf unten usw.

Starren Sie zunächst jeden Gegenstand fünf Sekunden lang an, ehe Sie wechseln, und steigern Sie langsam das Tempo.

Machen Sie fünf bis sechs Durchgänge.

Augengymnastik – beruhigt gereizte, brennende Augen

WIRKUNG: regt die Tränenflüssigkeit an; macht trockene, brennende und müde Augen schnell wieder klar und leuchtend.

DAUER: etwa eine Minute.

AUSFÜHRUNG:

Legen Sie die Zeigefinger zwischen Nasenwurzel und innere Augenwinkel.

Kreisen Sie ganz leicht und ohne Druck zunächst fünf bis zehn Mal nach innen, dann nach außen.

Wechseln Sie anschließend zu den äußeren Augenwinkeln. Zeichnen Sie auch hier kleine Kreise nach innen und nach außen.

Blinzeln Sie anschließend ganz schnell etwa zehn Mal.

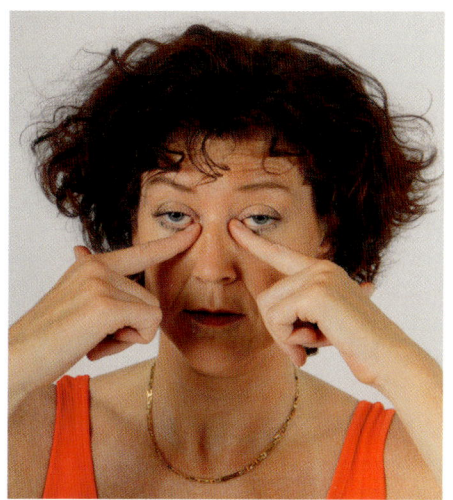

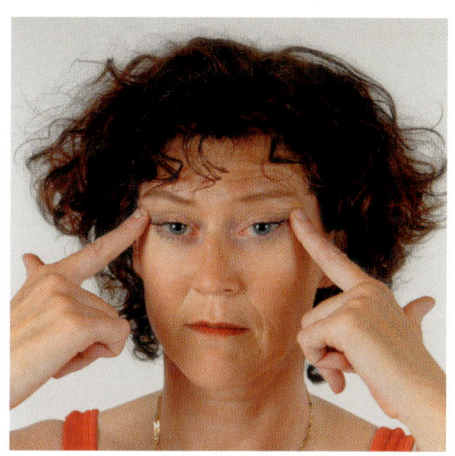

Augenbrauen massieren – entspannt die Augenpartie

WIRKUNG: lockert die kleinen Augenmuskeln rund ums Auge.
Aber Achtung: Die Übung kann ziemlich schmerzhaft sein.

DAUER: eine Minute.

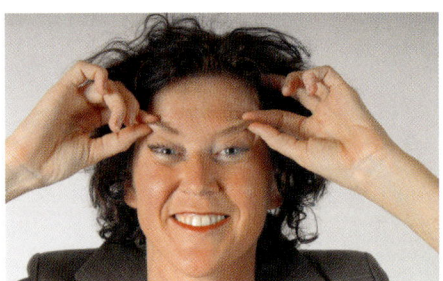

AUSFÜHRUNG:
* Die Augenbrauen von innen nach außen massieren, indem Sie sie zwischen Daumen und Zeigefinger nehmen und leicht reiben.

Druck auf die Augen – energetisiert die Augen

WIRKUNG: entspannt und durchblutet die Augen; verleiht neue Energie.

DAUER: etwa eine Minute.

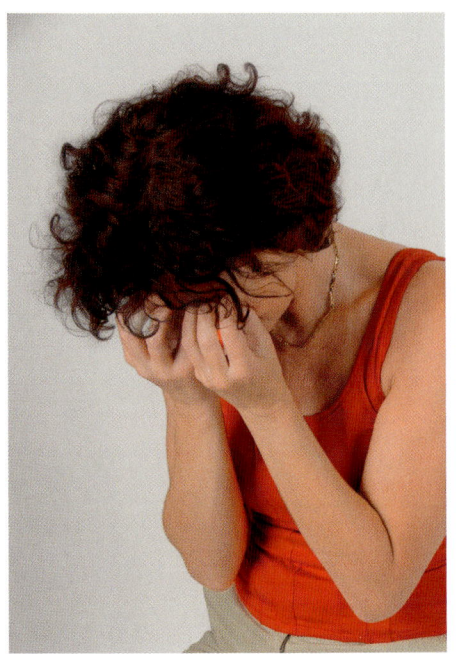

AUSFÜHRUNG:
* Formen Sie mit Ihren Fingerspitzen kleine Kreise. Vergraben Sie Ihre Augen in diesen Kuhlen. Sie dürfen richtig Druck

machen. Halten Sie den Druck aus, lassen Sie den Kopf ganz tief hängen. Vielleicht sehen Sie helle Sternchen oder geometrische Muster.

• Nach dreißig Sekunden lösen Sie die Finger von den Augen und blinzeln zehn Mal ganz schnell.

Achten malen – entspannt den Kopf

WIRKUNG: entspannt den Augennerv; harmonisiert die Gehirnhälften.

DAUER: etwa eine Minute.

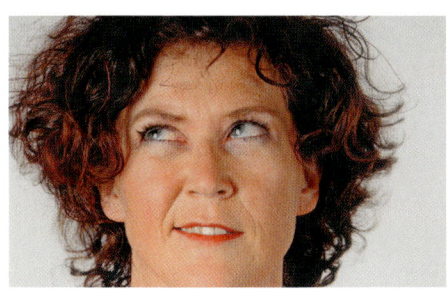

AUSFÜHRUNG:

• Malen Sie mit den Augen große Achten. Gehen Sie dabei mit den Augäpfeln wirklich in die Winkel Ihres Blickfeldes. Erst dreißig Sekunden in die eine Rich-

tung kreisen, dann dreißig Sekunden in die andere. Lassen Sie sich Zeit.

• Dann zehn Mal ganz schnell blinzeln.

Akupressurpunkt – Massage bei Kopfschmerzen und Müdigkeit

WIRKUNG: macht den Kopf klar; entlastet bei Kopfschmerzen, Müdigkeit und Konzentrationsabfall.

DAUER: ein bis zwei Minuten.

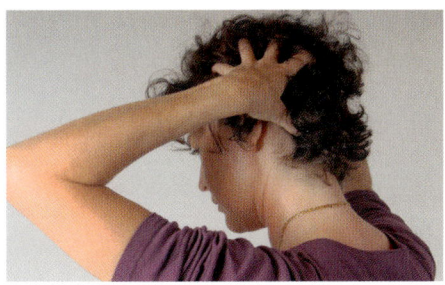

AUSFÜHRUNG:
Die Daumen an den unteren Hinterkopf setzen und die beiden Kuhlen spüren. Leicht nach innen und nach außen drücken und kreisförmig mit sanftem Druck massieren.

Akupressurpunkt – Gesichtsnerv massieren bei Kopfschmerzen und Müdigkeit

WIRKUNG: verleiht Konzentration und frische Energie; löst Verspannungen im Kopf- und Mundbereich.

DAUER: eine Minute.

AUSFÜHRUNG:
+ Die beiden Zeigefinger einen Fingerbreit neben die Nasenflügel legen und etwas nach oben versetzen. Die Stelle ist leicht zu finden, da der Gesichtsnerv sehr empfindlich ist.
+ In kleinen Kreisen und mit wenig Druck massieren.

WAS GUT DAZU PASST: das Sehrohr (siehe S. 50), Regentropfen (siehe S. 84), Akupressurpunkt – Schläfen massieren (siehe S. 74), Akupressurpunkt – Klarheit durch das dritte Auge (siehe S. 95), Schulterkreisen (siehe S. 76), den Kopf einsetzen (siehe S. 51), Ohren lang ziehen (siehe S. 74), alle Übungen aus dem Kapitel zu Schulter- und Nackenverspannungen (siehe S. 45–55).

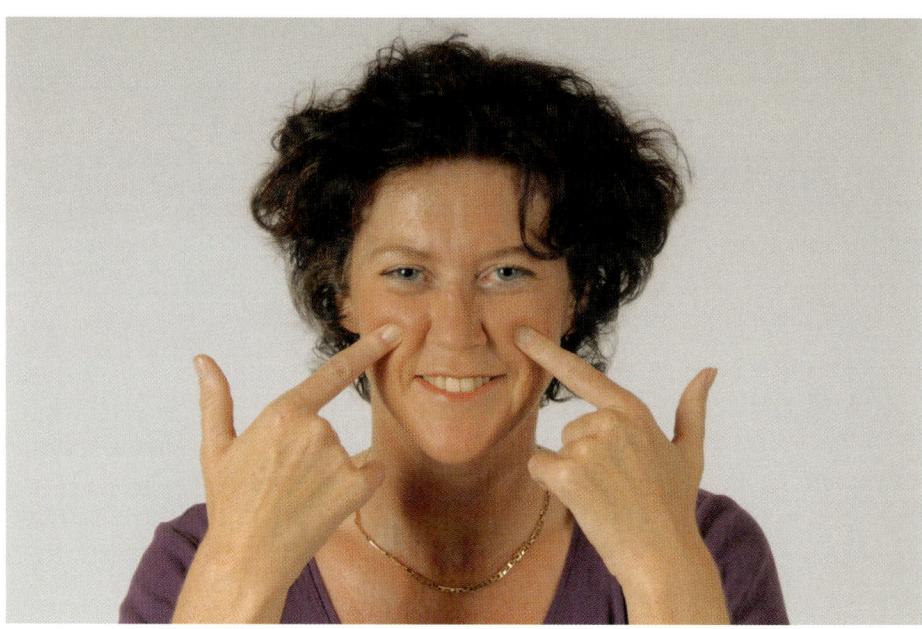

Tipps und Übungen für Beine und Füße

Ein Kapitel über Rückenschmerzen ist nicht komplett ohne Tipps für die Behandlung der Füße – das trifft sowohl auf die, die viel sitzen, als auch auf die, die viel stehen, zu.

Unser Gegner beim Sitzen und langen Stehen ist die Schwerkraft: Das Blut sackt nach unten in die Füße ab und bleibt leider auch da, denn gegen die Schwerkraft kann der Körper das Blut ohne Muskelanspannung nicht zum Herzen zurückpumpen. Geschwollene Fesseln und aufgequollene Füße, Schwindel, Müdigkeit und Konzentrationsmangel sind die Folgen. Bei langen Flügen ist dies sogar der Grund für erhöhte Thrombosegefahr.

Dagegen hilft nur Bewegung! Sie allein löst den Blutstau auf. Hier sind also die ultimativen Übungen für alle, die viel sitzen und stehen müssen. Egal, ob in einer Besprechung, im Flugzeug, im Auto oder im Geschäft.

→TIPP: Für die meisten Übungen empfiehlt es sich, die Schuhe auszuziehen. Das allein hilft schon, den Blutstau zu vermindern. Sie haben zudem wesentlich mehr Spielraum bei den Übungen. Ziehen Sie überhaupt bei jeder Gelegenheit, wenn Sie unbeobachtet sind, die Schuhe aus! Barfußlaufen ist die beste Fußmassage, die es gibt. Wenn Sie Zeit haben und nebenbei nichts arbeiten müssen, können Sie Ihre Füße natürlich auch nach Herzenslust massieren.

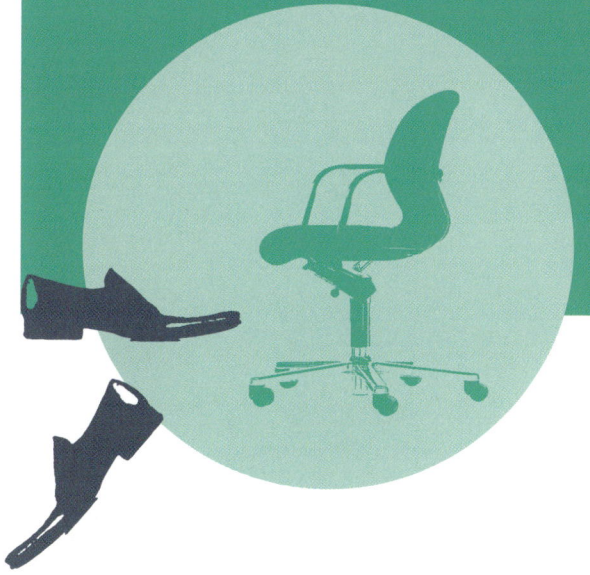

Fußgymnastik – entkrampft die Fußgelenke

WIRKUNG: entkrampft, transportiert das Blut aus geschwollenen Beinen zurück, hilft bei Müdigkeit.

DAUER: zwei bis drei Minuten.

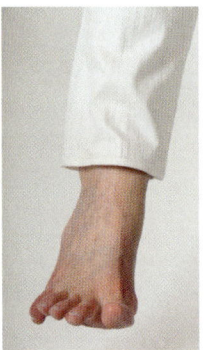 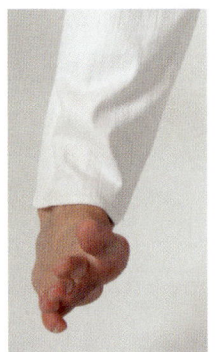

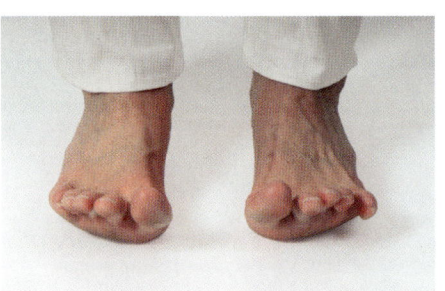

AUSFÜHRUNG:
* Ziehen Sie die Schuhe aus. Stellen Sie sich auf ein Bein und halten Sie sich an der Stuhllehne fest. Nun ganz langsam und intensiv das freie Bein beugen und strecken. Dabei die Zehen möglichst weit auseinanderspreizen. Einige Male wiederholen, dann das Bein wechseln.
* Anschließend kreisen Sie in der gleichen Haltung aus dem Fußgelenk heraus mit dem Fuß. Beide Knie sind dabei möglichst ruhig. Machen Sie große Kreise, nehmen Sie sich Zeit! In beide Richtungen kreisen.
* Wechseln Sie nun das Standbein und machen Sie die Übung mit dem anderen Bein.
* Jetzt stellen Sie sich auf beide Beine und ziehen die Fußspitzen an. So entsteht Spannung im Schienbeinmuskel. Saugen Sie die Kniescheiben an und gehen Sie ein bisschen hin und her. Drehen Sie sich auch mal um die eigene Achse.

→VARIANTE

Abwechselnd auf die Außenkante und auf die Innenkante der Füße stellen und etwas im Kreis herumlaufen.

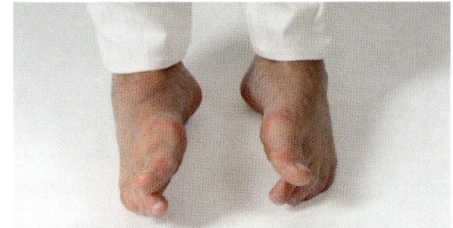

Sich mit den Zehen nach vorne arbeiten – massiert die Füße

WIRKUNG: massiert die Füße, mobilisiert die Zehen, macht munter.

DAUER: 30 Sekunden bis eine Minute.

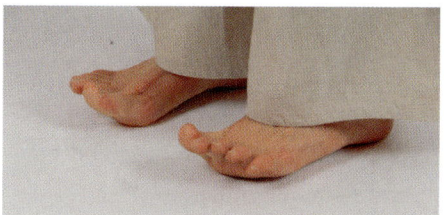

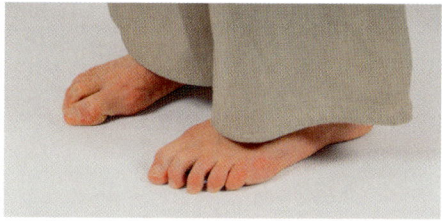

AUSFÜHRUNG:
- Stellen Sie sich barfuß hin, ziehen Sie die Zehen an und krallen Sie sie in den Boden.
- Arbeiten Sie sich so Stück für Stück nach vorne. Bitte immer alle Zehen gleichzeitig belasten. Dabei freundlich lächeln und entspannt weiteratmen.

Waden heben – bei Müdigkeit und schweren Beinen

WIRKUNG: massiert die Waden, pumpt verbrauchtes Blut zurück zum Oberkörper; hilft bei Rückenschmerzen und Müdigkeit; ein tägliches Muss für jedermann!

DAUER: eineinhalb bis zwei Minuten.

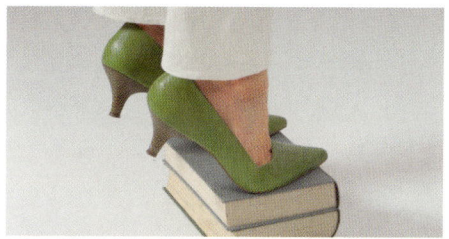

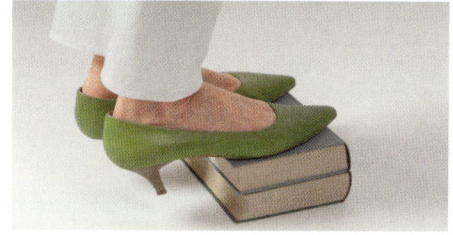

AUSFÜHRUNG:
- Stellen Sie sich mit den Fußballen auf eine Treppenstufe oder eine Erhöhung, die Fersen hängen frei in der Luft. Halten Sie sich gut fest.

* Nun drücken Sie sich aus den Fußgelenken nach oben, bis nur noch die Zehen Kontakt zum Boden haben. Halten Sie kurz die Spannung, dann senken Sie die Füße wieder ab, so weit, bis sich die Fersen unterhalb der Standfläche befinden. Jetzt spüren Sie eine enorme Dehnung in den Waden. Halten Sie die Spannung einen Moment und drücken Sie sich wieder hoch.
* Wiederholen Sie dies mehrere Male.

→TIPP: In der Dehnungsphase die Knie ein bisschen nach vorne beugen – so dehnen Sie auch den unteren Teil der Wadenmuskulatur, den Achillessehnenansatz.

→VARIANTE 1: Waden heben im Stehen

WIRKUNG: Sie können die Übung auch im Stehen machen. Dabei kommen Sie zwar nicht in den Genuss der Dehnung, die enorm wichtig ist, doch Sie können die Wadenpumpe bedienen, was immerhin die halbe Miete ist.

DAUER: eineinhalb bis zwei Minuten.

AUSFÜHRUNG:
* Halten Sie sich an einem Stuhl oder einem anderen Hilfsmittel fest. Die Bei-

ne sind hüftbreit aufgestellt, die Füße parallel.
* Verlagern Sie nun das Gewicht auf die Fußballen und heben Sie die Fersen an. Halten Sie die Streckung etwa vier Sekunden, dann senken Sie die Fersen wieder langsam ab. Kurz bevor sie den Boden erreichen, stoppen Sie.
* Wippen Sie ein bisschen auf und ab, ehe Sie die nächste Streckung einleiten.

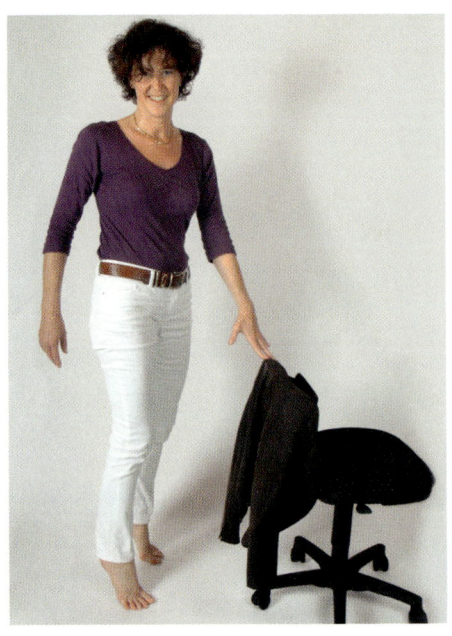

→VARIANTE 2: Kniebeugen (für Geübte)

WIRKUNG: bezieht die Beine mit ein, bringt den Körper in Schwung; verbessert so das Gleichgewicht und die Konzentration.

DAUER: maximal eine Minute.

AUSFÜHRUNG:
* Halten Sie sich an einem Stuhl oder an der Wand fest und stellen Sie sich auf die Zehen.
* Nun gehen Sie langsam in die Knie, wobei die Fersen immer vom Boden abgehoben bleiben. Die Beine unbedingt parallel halten. Wenn Sie unten sind, drücken Sie sich langsam aus den Zehen wieder nach oben.
* Mehrmals wiederholen.

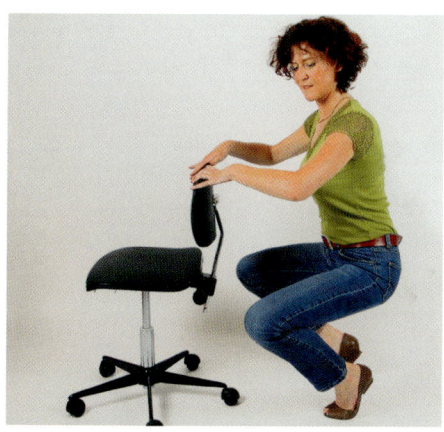

→TIPP: Sie können diese Übung auch mit einem Kollegen machen. Dann halten Sie sich an den Händen, um sich gegenseitig zu stabilisieren.

Akupressurpunkt – die Füße entspannen

WIRKUNG: entspannt bei geschwollenen Füßen und Erschöpfung.

DAUER: mindestens drei Minuten pro Fuß.

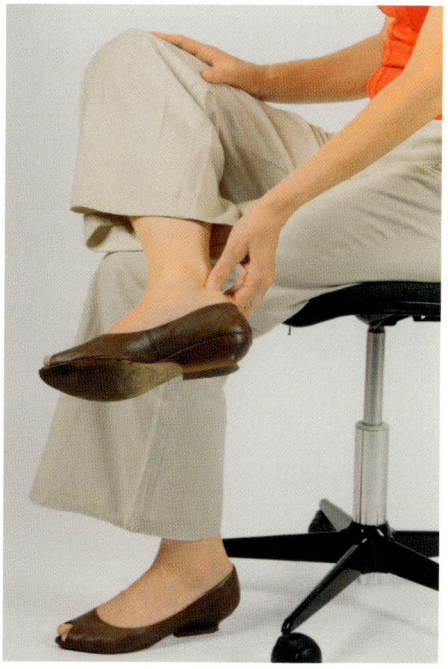

AUSFÜHRUNG:
* Am besten erreichen Sie den Akupressurpunkt, wenn Sie mit übergeschlage-

nen Beinen dasitzen. Er befindet sich am Fußgelenk, zwischen der Innenseite des Knöchels und der Achillessehne.

* Drücken Sie diese Stelle mindestens drei Minuten lang fest, bis Sie ein Pulsieren spüren, das anzeigt, dass Energie durch den Punkt fließt.

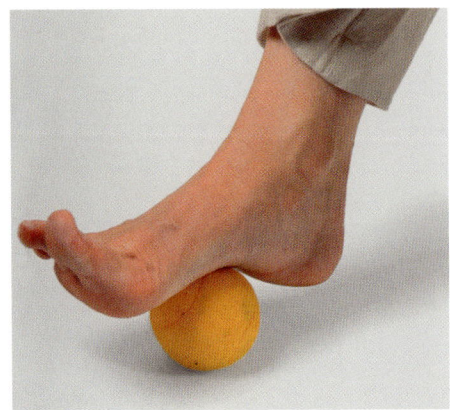

Fußmassage – entspannt und aktiviert bis in die Haarwurzeln

WAS GUT DAZU PASST: Akupressurpunkt – den Kniepunkt massieren (siehe S. 76), Akupressurpunkt – Vitalität steigern (siehe S. 92), auf der Stelle kreisen (siehe S. 28), alle Übungen zum Gehen und Stehen (siehe S. 30–34).

WIRKUNG: massiert die Fußsohlen, stimuliert die dort vorhandenen Energiepunkte.

DAUER: ein bis zwei Minuten oder auch länger.

AUSFÜHRUNG:
* Für diese Übung benötigen Sie einen kleinen Ball, ideal ist ein Tennisball. Legen Sie ihn unter die bloßen Füße und rollen Sie darauf hin und her. Sie können mit dem Druck spielen, ihn nach Lust und Laune verstärken.
* Wer's ganz massiv will, macht die Übung im Stehen und stellt sich auf den Ball.

TIPP FÜR DEN BÜROALLTAG: *Eine Stewardess gab mir einmal den Tipp, Schuhe immer eine Nummer zu groß zu kaufen. Im Sommer, wenn die Füße etwas anschwellen oder wenn man viel steht oder auch sitzt, sind etwas größere Schuhe genau richtig. Die Füße haben ausreichend Platz und die Schuhe drücken nicht. Im Winter, wenn die Kälte auch die Füße weniger anschwellen lässt, legt man einfach eine Sohle ein. Dieser Tipp hat sich in meinem Alltag bewährt. Kaufen Sie also das nächste Mal Ihre Schuhe lieber eine Nummer zu groß als zu klein.*

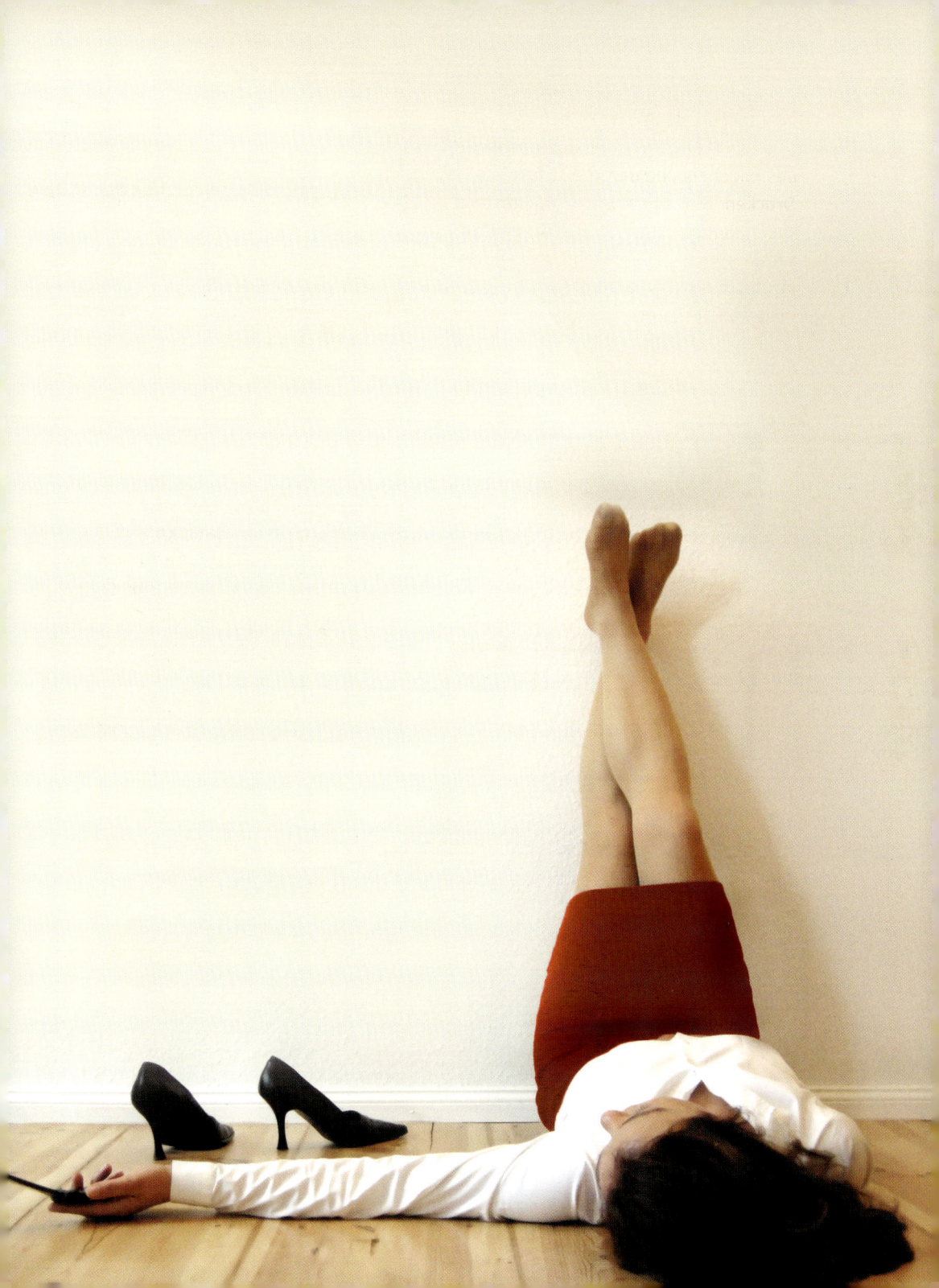

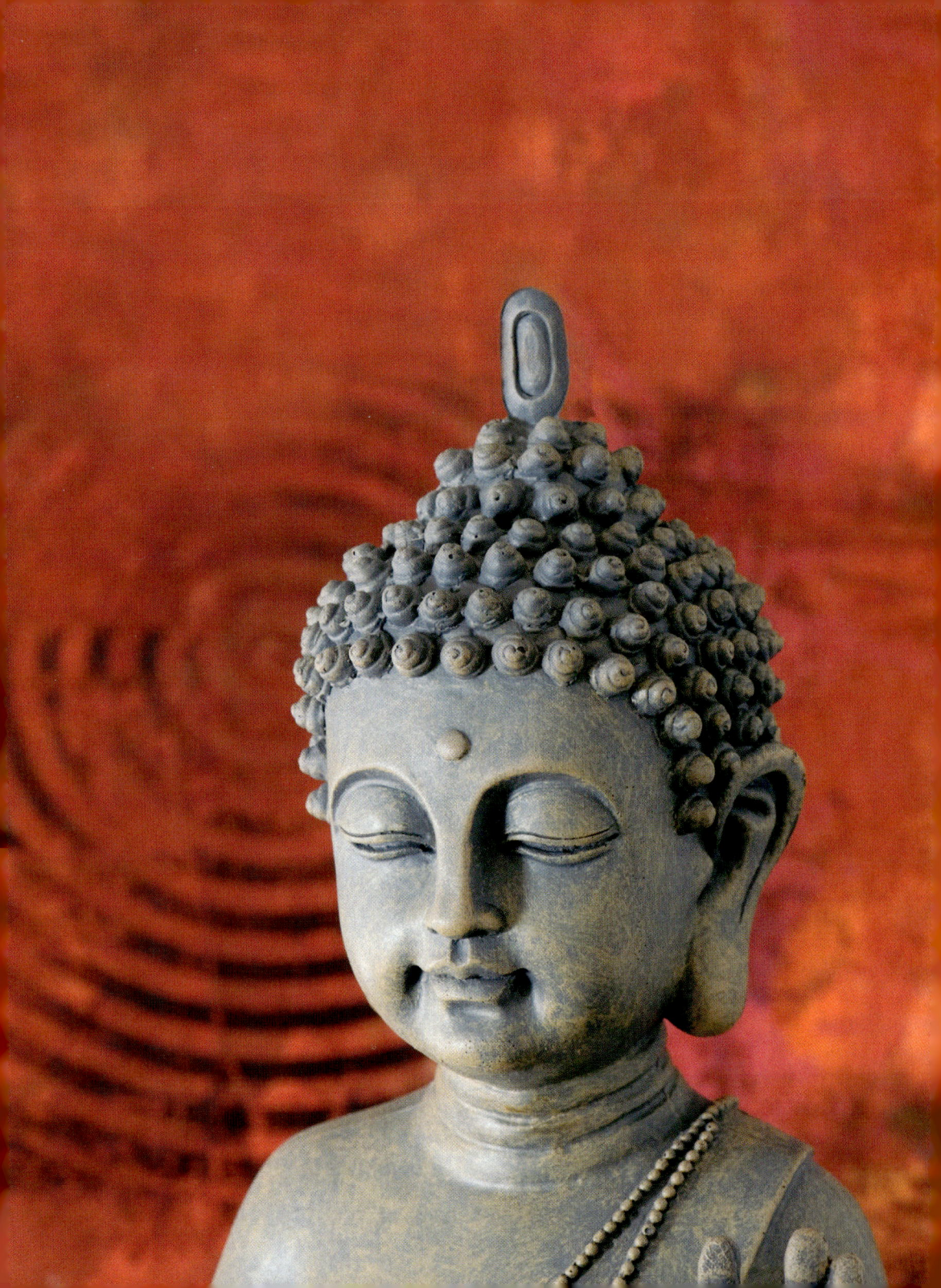

Mental-übungen

oder: Die Kunst, Herr seiner Gefühle zu sein

Sie dürfen grundsätzlich von drei unumstößlichen Tatsachen ausgehen:

Jeder Mensch hat das Recht auf seine eigene Sicht der Dinge. Für Sie ist Ihre Sichtweise sicher richtig – aber für den anderen ist sein Blickwinkel genauso der richtige. Es gibt kein richtig oder falsch. Es gibt nur anders!

Kein Mensch will Ihnen etwas Böses, im Normalfall wird niemand Sie jemals absichtlich verletzen.

Sie können niemanden ändern. Was Sie beeinflussen können, ist lediglich Ihre eigene Einstellung, die Art, wie Sie mit Dingen umgehen.

Mit dieser Grundeinstellung sind Sie schon viel entspannter und toleranter im Umgang mit anderen. Dennoch gibt es genügend Situationen, die unsere Laune beeinträchtigen und uns herunterziehen. Doch wer Herr seiner Emotionen ist, kann selbst entscheiden, wie es ihm geht und wie er sich fühlt. Wohl dem, der weiß, wie er schnell von einem negativen in einen positiven Gemütszustand wechseln kann.

Wenn Sie es schaffen, die Dinge nicht persönlich zu nehmen und emotionale Situationen aus der Distanz zu betrachten, erkennen Sie, dass im Grunde keiner etwas Böses will, sondern jeder nur etwas anderes. Gerade bei vehementen Meinungsverschiedenheiten wollen alle letztendlich doch dasselbe – nämlich eine gute Lösung finden –, wenn auch auf unterschiedlichen Wegen, sonst wären wir ja einer Meinung.

Aufregung, Angstgefühle, Unsicherheit, Niedergeschlagenheit – all das können wir mit ein paar einfachen Techniken in wenigen Minuten hinter uns lassen. Manche der im Folgenden beschriebenen Übungen können Sie sofort anwenden, andere erfordern ein bisschen Übung und sollten trainiert werden, um im Notfall abrufbar zu sein. Je häufiger Sie diese Techniken benutzen, desto schneller erreichen Sie den gewünschten Zustand. Doch vor allem gilt – einfach handeln, egal, wie komisch es Ihnen zunächst vorkommen mag!

Toleranz, Gelassenheit, Neugier, Authentizität, innere Stabilität und wesentlich mehr Spielraum im Umgang mit anderen sind Ihr Lohn für konsequentes Anwenden dieser einfachen Mentalübungen. Man nennt dies im Fachjargon: »die eigenen Ressourcen erweitern«. Wenn es auf die eine Art nicht klappt, dann probieren Sie etwas anderes aus. Im Prinzip hat jeder von uns alles, was er braucht. Wir müssen uns diese Ressourcen nur erschließen. Dazu benötigt man ein bisschen Flexibilität, Training – und vor allem das Wissen, was zu tun ist.

An dieser Stelle muss selbstverständlich gesagt werden, dass die hier gezeigten Übungen keine ernsthafte Ausbildung ersetzen können! Sie sind nur ein minimaler Auszug aus dem, was alles möglich ist – aber sie sind einfach, büro- und alltagstauglich und vor allem wirkungsvoll!

Alles, was Ihnen guttut, macht sich hundertfach bezahlt. Wenn Sie besser drauf sind, sind auch die Kollegen netter zu Ihnen. Freuen Sie sich also auf ein völlig verändertes Arbeitsklima. Sie haben jetzt machtvolle Instrumente an der Hand, um in Ihrem Leben wirklich etwas zu verändern!

Und noch etwas, worauf ich immer wieder angesprochen werde: Mit Manipulation hat das nichts zu tun. Ist es Manipulation, dass Sie andere mitreißen, weil Sie Spaß haben und es Ihnen gut geht? Genauso könnten wir sagen, Miesepeter manipulieren ihr Umfeld, weil sie alle Freude, alle Begeisterung und Energie im Keim ersticken!

Merke:

Kommunikation ist wie ein Tennisspiel: Wenn Sie den Ball im Spiel halten, haben beide Spaß. Wenn Sie schlecht retournieren, fliegt Ihrem Partner der Ball um die Ohren und auch Sie werden einen katastrophalen Pass erhalten. Wenn Sie zu forsch spielen, hat Ihr Gegenüber keine Chance. Sie agieren, Sie steuern das Match. Werden Sie zum Teamplayer!

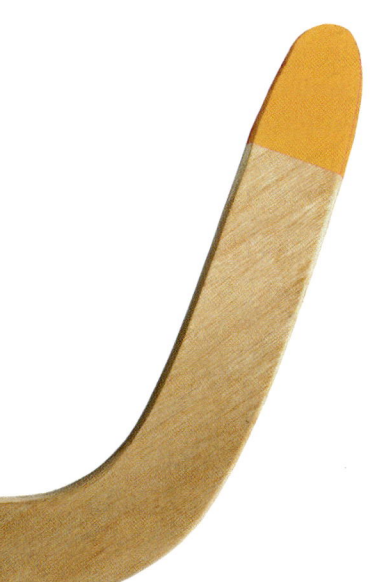

Tipps und Übungen für Gelassenheit trotz Stress und Zeitdruck

Immer gelassen und freundlich zu bleiben, egal ob drei Telefone gleichzeitig klingeln, der Chef eine patzige Antwort gegeben hat oder man gerade ziemlich nervös ist, weil gleich eine wichtige Präsentation ansteht, ist gar nicht so einfach! Jetzt bloß kein schlechtes Gewissen haben, wenn Sie zuerst einmal an sich denken! Bitte vergessen Sie nie, dass es zu allererst um Sie geht, um Ihr Wohlbefinden! Je entspannter Sie sind, desto besser sind Ihre Ergebnisse, und es ist keinem im Team gedient, wenn Sie hektisch werden. Die paar wenigen Minuten der Ruhe und Konzentration, die Sie brauchen, um sich wieder zu sammeln, zahlen sich hundertfach aus.

Also: Lassen Sie das Telefon klingeln und schalten Sie den Anrufbeantworter ein. Dann suchen Sie sich ein ruhiges Plätzchen und machen die Fenster auf, weil Ihnen jetzt vor allem eines hilft, um schnell wieder ins Lot zu kommen: Sauerstoff und konzentriertes Atmen in Verbindung mit ein oder zwei gezielten Energie- und Mentaltechniken. Jede einzelne der hier vorgestellten Übungen wird Ihnen dabei helfen. Und bitte: Das Ganze soll Spaß machen! Kombinieren Sie also einfach nach Lust und Laune, nach verfügbarer Zeit und persönlichem Wohlbefinden! Und selbst wenn es nur für eine Übung reicht! Dann machen Sie eben nur diese eine – aber die mit Genuss!

Wechselatmung – sorgt für einen klaren Kopf

WIRKUNG: ideal, um sich vor wichtigen Meetings und Telefonaten zu sammeln und die Konzentration zu fokussieren; entspannt den Kopf und hilft, alles Unwichtige loszulassen.

DAUER: je nach Bedarf ein bis zwei Minuten oder auch länger.

AUSFÜHRUNG:
- Setzen Sie sich gerade auf Ihre Sitzhöcker und denken Sie an Ihre Schale.
- Halten Sie sich jetzt mit dem rechten Daumen das rechte Nasenloch zu. Atmen Sie durch den linken Nasenflügel ein.
- Nun halten Sie sich mit dem rechten Zeigefinger das linke Nasenloch zu und atmen durch das rechte Nasenloch wieder aus.

- Dann atmen Sie durch das rechte Nasenloch ein. Anschließend halten Sie sich das rechte Nasenloch zu und atmen durch das linke Nasenloch aus.
- Wiederholen Sie diesen Rhythmus so oft es Ihnen guttut. Denken Sie an nichts und atmen Sie dabei ruhig und tief in den Bauch.

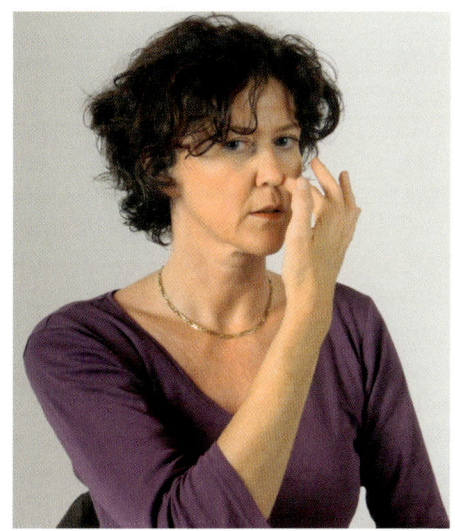

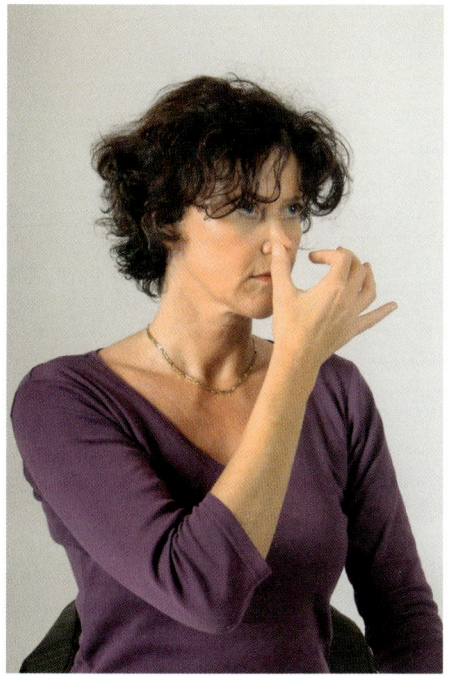

→TIPP: Wem das nicht reicht, sprich, wer seine Gedanken damit nicht unter Kontrolle bringt, kann sich – wie die Yogis – in Gedanken beim Einatmen auf das Wort »Sat« und beim Ausatmen auf das Wort »Nam« konzentrieren. So hat das Gehirn eine Aufgabe und hängt nicht wirren Gedanken nach. Diese Worte kommen aus dem Sanskrit: »Sat« bedeutet »das Sein« und »Nam« »der Name, der Prozess des Erkennens«. »Sat Nam« soll dazu anregen, die eigene, innere Energie wahrzunehmen. Ihre Wirkung entfalten diese Worte über die Resonanz der Vokale im Körper. Wenn Ihnen das zu ausgefallen ist, vergessen Sie die Theorie und machen Sie es trotzdem – es wirkt!

Akupressurpunkt –
Schläfen massieren
bei Spannungskopfschmerz

WIRKUNG: entspannt die Augen, verleiht Konzentration und Energie; ideal bei Kopfschmerzen.

DAUER: zwei bis drei Minuten; bei Bedarf auch länger.

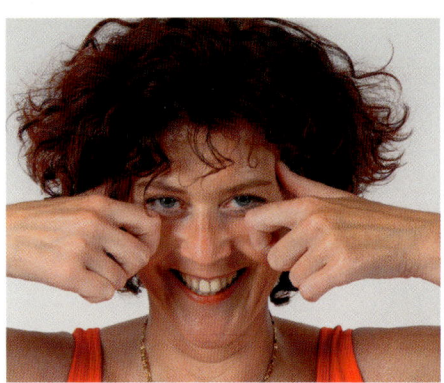

AUSFÜHRUNG:
* Die Akupressurpunkte liegen jeweils neben dem Auge an der Schläfe.
* Legen Sie Ihre Daumen an die Schläfen und massieren Sie mit sanftem Druck die beiden Punkte.
* Streichen Sie danach mit der Kante Ihrer Zeigefinger sanft am unteren Rand der Augen entlang.

Ohren lang ziehen –
sorgt für gute Laune

WIRKUNG: bringt schnell Energie in den Kopf; sorgt für gute Stimmung – nicht nur bei Ihnen, sondern auch im gesamten Büro.

DAUER: zwei Minuten.

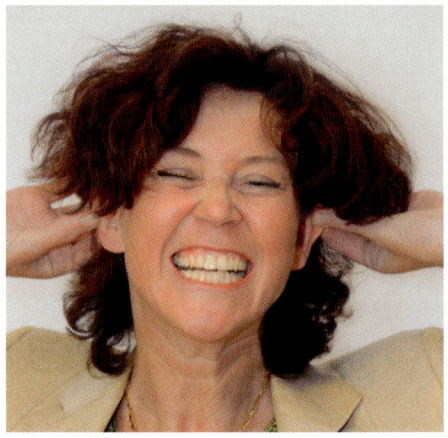

AUSFÜHRUNG:
* Massieren Sie ausgiebig beide Ohren und Ohrläppchen. Reiben Sie hinter den Ohren, ziehen Sie die Ohren nach oben, nach unten und auseinander. Richtig fest und intensiv! Gähnen Sie dabei.
* Wer mutig ist, darf zusätzlich auch noch Grimassen schneiden. Seien Sie ruhig

kindisch! Je alberner Sie sind, desto besser ist das Ergebnis!

Daumen hoch – für Kreativität und Entspannung

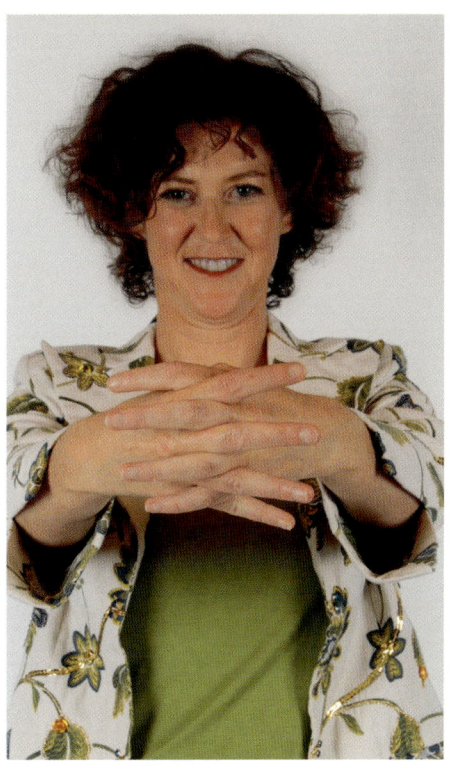

WIRKUNG: harmonisiert die beiden Gehirnhälften; fördert Kreativität, Entspannung und Konzentration; hilft beim Loslassen nagender Gedanken; stabilisiert.

Wir haben zwei unterschiedlich funktionierende Gehirnhälften: Rechts ist die emotionale Denkweise verankert, links die analytisch-strukturierte. Unser volles Potenzial können wir nur entwickeln, wenn beide Gehirnhälften ausgeglichen sind. Sonst fehlen uns entweder die Leichtigkeit und der Spaß – oder die Bodenständigkeit.

DAUER: ein bis zwei Minuten – und öfters am Tag!

AUSFÜHRUNG:

* Breiten Sie die Arme weit aus. Verschränken Sie nun die Hände in Gebetshaltung vor dem Oberkörper. Achten Sie darauf, welcher Daumen oben aufliegt.
* Nun öffnen Sie die Arme wieder und verschränken die Hände erneut – allerdings mit dem anderen Daumen obenauf.
* Wiederholen Sie das Ganze, bis die Bewegung flüssig geworden ist und die Finger sich nicht mehr verhakeln.

Schulterkreisen –
gegen Verspannungen jeder Art

WIRKUNG: Topübung für verspannte Schultern, macht schnell wach und klar.

DAUER: ein bis zwei Minuten.

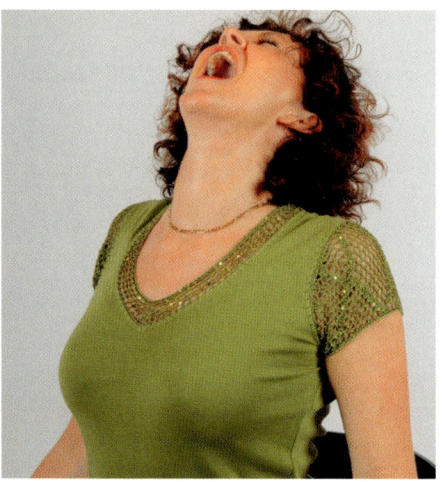

AUSFÜHRUNG:
* Im Sitzen oder Stehen die Schultern aus den Gelenken heraus nach hinten kreisen lassen. Ziehen Sie beim Einatmen die Schultern aktiv hoch und senken Sie sie mit dem Ausatmen.
* Legen Sie beim Ausatmen den Kopf etwas in den Nacken und richten Sie die Augen nach oben.

* Öffnen Sie den Mund und gähnen Sie laut. Trauen Sie sich! Je intensiver Sie gähnen, desto besser lösen sich Schulter- und Nackenverspannungen. Sie können das Gähnen auch bewusst forcieren, bis es Ihnen die Tränen in die Augen treibt.

→TIPP: Gähnen ist gesund: Sie atmen dabei intensiver und ersetzen so schnell verbrauchte, alte Energie durch neue, frische Energie und Sauerstoff. Ihre Augen werden danach klar sein und strahlen! Geübte Schulterkreiser gähnen bei dieser Übung ganz automatisch.

Akupressurpunkt –
den Kniepunkt massieren bei
Verspannung und Müdigkeit

WIRKUNG: entspannt den gesamten Organismus.
Dieser Punkt ist ein Klassiker unter den Akupressurpunkten. Sportler drücken ihn häufig vor bzw. während ihren Wettkämpfen, weil es entspannt, aber nicht müde macht.

DAUER: zwei bis drei Minuten pro Bein.

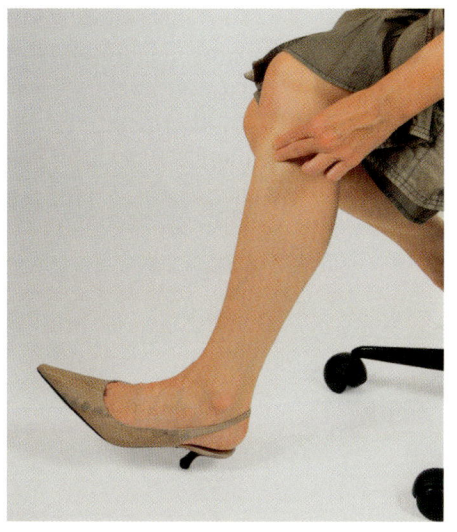

TIPP FÜR DEN BÜROALLTAG: *Wenn Sie die Beine übereinanderschlagen, können Sie diesen Punkt auch unauffällig während wichtiger Meetings massieren, sollte Ihnen zwischendurch die Konzentration wegsacken.*

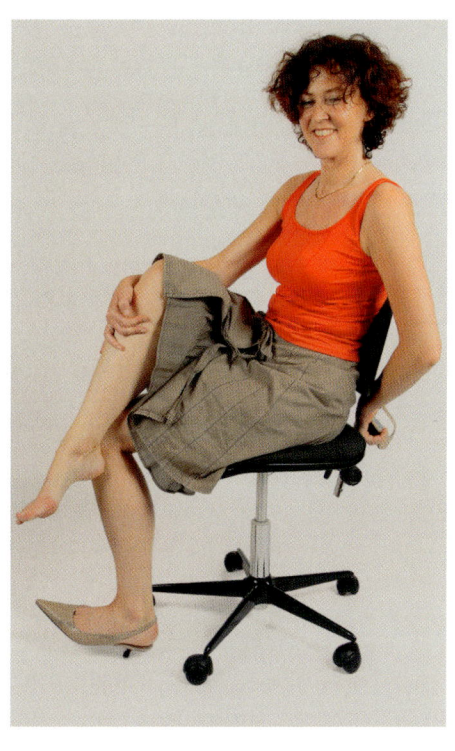

AUSFÜHRUNG:

- Sie finden den Akupressurpunkt, wenn Sie den Zeigefinger zunächst drei Fingerbreit unter der Kniescheibe anlegen und von dort drei Fingerbreit an die Außenseite des Knies wandern. Halten Sie den Zeigefinger auf den Punkt gedrückt und bewegen Sie den Fuß hoch und runter. Wenn Sie unter Ihrem Finger einen Muskelstrang spüren, der sich zusammenzieht, haben Sie den richtigen Punkt gefunden – Sie spüren ihn sofort!
- Massieren Sie diesen Punkt zwei bis drei Minuten lang kreisförmig.

Zur Verstärkung des Effekts ziehen Sie die Schuhe aus und massieren den Punkt mit der Ferse des anderen Beins – die passt genau in die Kuhle!

Sternenregen – für Gelassenheit und innere Balance

WIRKUNG: entspannt, verleiht Ihnen Kraft oder Konzentration – je nachdem, worauf Sie die Aufmerksamkeit bei der Atemübung lenken.

DAUER: etwa zwei Minuten.

AUSFÜHRUNG:
- Stellen Sie sich gerade und hüftbreit hin, denken Sie dabei an Ihre Schale.
- Wippen Sie zunächst ein bisschen aus den Fußgelenken vor und zurück, um einen guten, stabilen Stand zu finden. Stellen Sie sich vor, an den Haaren wie eine Marionette nach oben gezogen zu werden, und lassen Sie alles andere los: Kinn, Schultern und Arme locker hängen lassen, das Gesicht ist völlig entspannt.
- Atmen Sie nun durch die Nase bis in den Bauchraum ein und aus. Stellen Sie sich vor, dass Sie beim Einatmen über den Scheitelpunkt genau die Energie richtiggehend »einsaugen«, die sie gerade benötigen: Kraft, Konzentration, Entspannung, Gelassenheit, Freude, Zuversicht, Wärme, eine bestimmte Farbe – was auch immer Ihnen gerade gut-

tut. Spüren Sie, wie der Atem beim Ausatmen wie ein warmer Sternenregen vom Scheitelpunkt durch Ihren ganzen Körper und all Ihre Zellen abwärts strömt, bis in die Fingerspitzen und über die Füße weiter in den Boden.
- Machen Sie vier oder fünf Atemzüge auf diese Weise. Lassen Sie sich Zeit beim Ein- und Ausatmen. Sie werden ein leichtes Prickeln in den Fingerspitzen spüren, wenn Sie es richtig machen.

→TIPP: Wenn Sie sich ganz der Empfindung hingegeben haben, dann sagen Sie: »Ich nehme es an.« Dieser kleine Satz macht allen Unterschied der Welt!

Miniurlaub – sorgt für absolute Entspannung

WIRKUNG: Wunderwaffe für Entspannung, gelöste Stimmung, Zufriedenheit und Offenheit gegenüber anderen; hilft, schnell zur Ruhe zu kommen.

DAUER: drei bis fünf Minuten.

AUSFÜHRUNG:

- Lehnen Sie sich zurück, reiben Sie die Hände aneinander und legen Sie die Handflächen über die Augen. Keinen Druck ausüben, nur ins Dunkel sehen und die Wärme wirken lassen.
- Atmen Sie tief und entspannt durch, denken Sie an etwas Schönes: z.B. an einen Sonnenuntergang am Meer, einen Gebirgsbach, einen Nachmittag in der Hängematte oder einen Waldspaziergang. Setzen Sie alle Sinne mit ein: Spüren Sie die Wärme auf der Haut, hören Sie das Wasserplätschern oder die Brandung, beobachten Sie die Vögel, bewundern Sie die Farben.
- Steigern Sie Ihr Wohlgefühl, indem Sie in Gedanken diese wohltuenden Eindrücke intensivieren: Das Wasserplätschern wird lauter, das Blau des Wassers tiefer, die Wärme auf der Haut intensiver, das sanfte Wiegen der Hängematte bewusster.
- Sollten Sie störende Objekte in Ihrem Bild haben (graue Punkte), malen Sie diese in Gedanken schön bunt in einer Farbe an, die Ihnen gefällt. Störgeräusche aus dem Umfeld nehmen Sie zwar wahr, lassen sie jedoch einfach an sich vorbeiziehen; sie vertiefen Ihre Entspannungsphase zusätzlich.
- Zum Aufwachen öffnen Sie ganz langsam die Augen, dann strecken und dehnen Sie sich, gähnen, reiben sich die Augen und atmen ein paar Mal lang und tief durch.

Die blaue Kugel – schenkt Gelassenheit

WIRKUNG: stärkt das Selbstvertrauen, die Gelassenheit und somit die Ausstrahlung; es entsteht ein Gefühl von Sicherheit.

DAUER: etwa drei bis fünf Minuten.

AUSFÜHRUNG:

- Setzen oder stellen Sie sich aufrecht hin, schließen Sie die Augen oder starren Sie ins Leere.
- Atmen Sie zwei bis drei Mal tief durch und stellen Sie sich vor, wie dabei helles, warmes Sonnenlicht durch Ihren ganzen Körper flutet. Spüren Sie die Wärme und das Strahlen des Lichts bis in die Fingerspitzen?
- Sobald Sie spüren, dass Ihr Atem ruhig wird und die Fingerspitzen warm werden, schlüpfen Sie in Gedanken in eine große blaue Kugel, in deren Mitte Sie Platz nehmen.
- Füllen Sie die Kugel ganz aus mit Ihrem Licht. Sie werden feststellen, dass Ihre Lichtstrahlen durch die blaue Hülle nach außen abstrahlen, aber kein Licht von außen nach innen gelangt. Die blaue Kugel schützt Sie vor unerwünschten Fremdenergien.

Tipps und Übungen, um schwierige Situationen zu meistern

Sie hatten ein Gespräch oder ein Telefonat, das völlig anders verlaufen ist, als Sie erwartet hatten. Sie sitzen da, verstehen die Welt nicht mehr, fühlen sich missverstanden und sind enttäuscht und wütend. Der andere hat Sie gar nicht zu Wort kommen lassen, hat seine ganze miese Laune an Ihnen ausgelassen. Wie schalten Sie in aller Schnelle ab und verbannen diese Frustgefühle, um beim nächsten Telefonat wieder ganz normal, frei und offen zu sein?

Hier werden Ihnen einige Techniken vorgestellt, die bestens funktionieren: einige sofort, andere sind übungsintensiv und sollten zu Hause trainiert werden, um dann im Bedarfsfall in Minutenschnelle abgerufen werden zu können. Probieren Sie einfach aus, auf was Sie Lust haben!

Den Gesprächspartner transformieren – sich auf unangenehme Gespräche vorbereiten

----

WIRKUNG: bringt Sie in eine positive Schwingung und ermöglicht eine offene Einstellung gegenüber Ihrem Gesprächspartner, egal, wie unangenehm Ihnen das Gespräch/Treffen ist.

Sie bewirken mit dieser Übung zweierlei: Zum einen verlieren Sie Ihren Groll und Ihre Unsicherheit, weil Sie sich mit Ihrem Gegenüber auf eine Ebene stellen; zum anderen respektieren Sie Ihren Gesprächspartner als Mensch, was Sie nachsichtiger und damit entspannter werden lässt. Vielleicht kommt sogar ein bisschen Neugier auf?

DAUER: drei bis fünf Minuten.

AUSFÜHRUNG:
* Setzen Sie sich bequem hin, schließen Sie die Augen oder starren Sie ins Leere.
* Stellen Sie sich nun Ihren Gesprächspartner vor. Achten Sie auf das Gefühl, das sich in Ihnen einstellt. Ist es unangenehm oder angenehm?
* Nun verändern Sie Ihren Gesprächspartner in Gedanken. Wenn er genervt und gereizt ist, stellen Sie sich ihn in einer entspannten Umgebung vor – vielleicht beim Geburtstagsfrühstück des Sohnes, beim Angeln oder im Urlaub. Beobachten Sie, wie sich seine Gesichtszüge entspannen. Ziehen Sie ihm in Gedanken ein farbiges Hemd an, so-

dass er frischer wirkt. Lassen Sie ihn tanzen und Spaß haben, ein Lied singen, was immer Ihnen einfällt. Tun Sie ihm einfach gedanklich etwas Gutes. Bitte wirklich nur nette Gedanken haben, sonst verstärken Sie die Kluft zwischen Ihnen sogar noch.

◆ Verändern Sie Ihren Gesprächspartner in Ihrer Vorstellung so lange, bis Ihr unangenehmes Gefühl schwindet und Sie beim Gedanken an ihn entspannen.

Chairhopping – bei Missverständnissen und Meinungsverschiedenheiten

WIRKUNG: Mit der Technik des Positionswechsels werden Meinungsverschiedenheiten geklärt. Sie verstehen die Beweggründe einer anderen Person und können so ihr Verhalten anders einschätzen; das hilft Ihnen, die Situation aus einer neutralen Perspektive zu bewerten, sie nicht persönlich zu nehmen und so den Groll schneller loszulassen.

DAUER: zwei bis zehn Minuten, je nach Komplexität der Situation und nach Ihrem Übungslevel.

AUSFÜHRUNG:

◆ Stellen Sie drei Stühle im Halbkreis auf. Auf einem Stuhl sitzen Sie, auf den zweiten Stuhl setzen Sie gedanklich einen neutralen Moderator, auf dem dritten Stuhl sitzt die Person, mit der Sie gerade aneinandergeraten sind.

◆ Sagen Sie dem Moderator (in Gedanken), wie Sie die Situation wahrgenommen und wie Sie sich gefühlt haben.

◆ Lassen Sie einige Sekunden verstreichen, dann wechseln Sie auf den Stuhl des Moderators und lassen kurz auf sich einwirken, was Sie als Moderator soeben vernommen haben.

◆ Nun wenden Sie sich als Moderator an den (fiktiven) Gesprächspartner auf Stuhl 3 und geben wieder, was bei Ihnen als Moderator angekommen ist. *(Frau Müller hat mir gerade geschildert, wie sehr sie das Gespräch getroffen hat; dass Sie gar nicht zugehört haben, hat sie sehr verärgert.)*

◆ Jetzt nehmen Sie den Platz Ihres Gesprächspartners ein. Atmen Sie ein paar Mal tief durch und versetzen Sie sich wirklich in dessen Lage. *(Sie sind nun der Kollege, mit dem Sie gerade gesprochen haben und der sich so seltsam verhalten hat.)*

◆ Lassen Sie kurz auf sich wirken, was Sie vom Moderator erzählt bekommen haben. Dann beobachten Sie, was diese Information bei Ihnen auslöst, und geben diesen Eindruck an den Moderator weiter.

- Der Moderator (Stuhl wechseln) gibt dies dann wieder mit anderen Worten zurück an Sie. *(Herr Karl hatte sich gerade über einen anderen Anrufer so geärgert, dass er noch gar nicht richtig offen war für das Gespräch mit Ihnen.)*
- Nun sind Sie wieder Sie selbst, Sie sitzen auf Ihrem Ausgangsstuhl und beobachten, was die Antwort bei Ihnen bewirkt. Gute Gefühle? Erleichterung? Dann sind Sie schon durch. Jetzt müssen Sie sich nur noch bei Ihren Gesprächspartnern bedanken.
- Gibt es noch Unstimmigkeiten? Machen Sie so viele Durchgänge, bis Sie die Sache loslassen können und das schale Gefühl aufgelöst ist.

→TIPP: Diese Übung ist zunächst ziemlich komplex, deswegen sollten Sie sie die ersten Male zu Hause durchführen. Anfangs werden Sie nämlich tatsächlich von Stuhl zu Stuhl springen. Doch mit der Zeit geht das auch ohne örtlichen Positionswechsel. Da schließen Sie einfach die Augen und gehen in Gedanken in die unterschiedlichen Wahrnehmungspositionen. Je routinierter Sie sind, diese Positionen zu wechseln, desto schneller geht es.

Wirbelwind – negative Glaubenssätze loslassen

WIRKUNG: schnelle, effektive Wirkung bei negativen und nagenden Glaubenssätzen. *(Immer passiert mir das; der Kunde mag mich einfach nicht; mir hört keiner zu.)*
Diese simple Technik aus dem NLP funktioniert aufgrund der Erschütterung, die durch das schnelle Drehen im Gehirn ausgelöst wird. Eingefahrene Denkstrukturen lösen sich auf und können neu kombiniert werden.

DAUER: weniger als eine Minute.

AUSFÜHRUNG:
- Setzen Sie sich auf Ihren Büro-Drehstuhl und stellen Sie sich eine Frage bezüglich Ihrer Glaubenssätze. *(Zu wie viel Prozent glaube ich daran, dass der Kunde XY mich nicht mag? Wie sicher bin ich mir, dass ich meiner Aufgabe nicht gewachsen bin? Wie überzeugt bin ich, dass ich den Termin nicht halten kann?)*
- Dann holen Sie Schwung und drehen sich auf Ihrem Bürostuhl ganz schnell mehrmals um die eigene Achse. Ausdrehen lassen und kurz gegendrehen.

• Jetzt stellen Sie sich noch einmal die Frage. Wetten, das Ergebnis ist deutlich positiver?

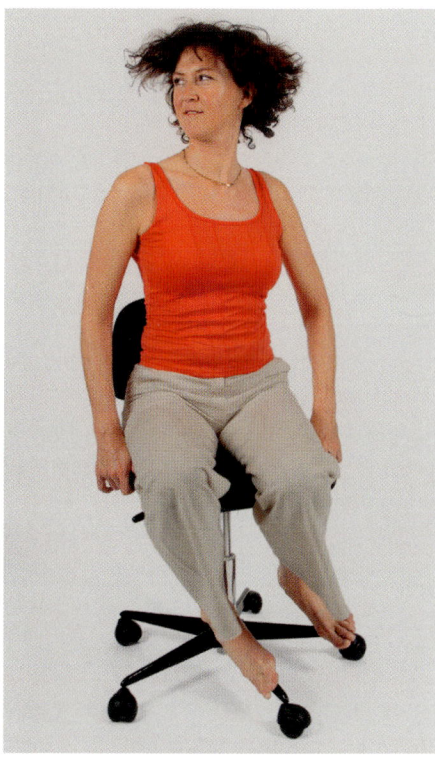

→TIPP: Lassen Sie sich von einem Kollegen anschieben. Das verleiht mehr Schwung und hebt die Stimmung im Büro.

Schönreden – unangenehme Erlebnisse anders verarbeiten

WIRKUNG: lässt uns Erlebtes anders verarbeiten. Dem Gehirn ist es egal, ob es Dinge tatsächlich so erlebt hat oder sich das nur einbildet. Wir können unsere Erinnerung also zu unseren Gunsten »schöndenken«. Das tut niemandem weh und schont unsere Nerven. Sie werden zwar dasselbe Endergebnis haben, aber deutlich positiver gestimmt sein, wenn Sie an diese Situation zurückdenken.

DAUER: drei bis fünf Minuten.

AUSFÜHRUNG:
• Stellen Sie sich nach einem unangenehmen Gespräch/einer unangenehmen Situation in Gedanken vor, wie Ihr Gesprächspartner sich bei Ihnen tausend Mal bedankt für Ihre gute Arbeit und Sie höflich um Verzeihung bittet für seine Entscheidung. Schmücken Sie seine Worte in Gedanken aus: dass er Sie wertschätzt, Sie um Ihre Meinung bittet und das Ganze absolut ehrlich meint.
• Wiederholen Sie das so lange, bis Sie überzeugt sind, das Gespräch wäre so verlaufen, wie Sie es sich gewünscht und vorgestellt haben.

Den Kopf leeren – bei Wut und Ärger

WIRKUNG: hilft dabei, aufwühlende Gefühle unter Kontrolle zu bringen.

DAUER: je nach Übung ein bis fünf Minuten.

AUSFÜHRUNG:
- Lehnen Sie sich zurück, atmen Sie tief durch und stellen Sie sich vor, wie das Gefühl, das Sie soeben beherrscht, aus Ihrem Körper herausgelöst wird und vor Ihnen steht.
- Da ist es nun, das Häufchen Elend, zitternd vor Wut, völlig deprimiert. Betrachten Sie es genau. Was fehlt ihm? Was steckt dahinter? Bitte jetzt keine Vorwürfe! Geben Sie ihm, was es braucht. Eine andere Farbe, einen schönen Klang, eine Umarmung – wie bei einem kleinen Kind. Sie spüren sofort, wenn Sie das Richtige getan haben, weil Sie selbst zur Ruhe kommen.

→TIPP: Wir reagieren sehr emotional und sind wütend, wenn unsere Grundwerte verletzt werden. Für andere wirkt das oft unverständlich und so, als seien wir zu empfindlich.

Wenn wir sehr oft hochgehen, sollten wir entweder unsere Werte hinterfragen oder achtsamer mit uns umgehen, sprich: das Gespräch umlenken, wenn es heikel wird.

Regentropfen – macht den Kopf frei

WIRKUNG: entspannt und hilft dabei, den Kopf frei zu bekommen und loszulassen; synchronisiert die Gehirnhälften, bringt neue Energie und Gedankenimpulse.

DAUER: ein bis zwei Minuten.

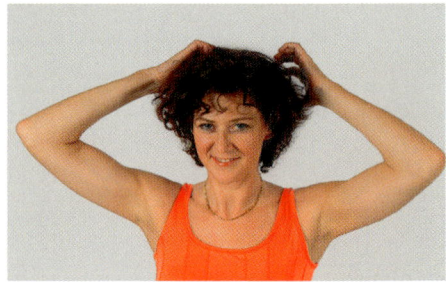

AUSFÜHRUNG:
- Setzen Sie sich aufrecht hin und schließen Sie die Augen.

- Trommeln Sie leicht mit den Fingerspitzen beider Hände auf Ihrem Kopf. Beginnen Sie mit dem Scheitel und lassen Sie die Hände über den ganzen Kopf wandern – über Schläfen, Hinterkopf, Kopfseiten bis zu den Ohren, über den Nacken und die Schultern.

Anker setzen – Wohlfühlzustand in Sekunden

WIRKUNG: ermöglicht es, von einem schlechten Gefühlszustand auf Knopfdruck in einen guten Gefühlszustand zu wechseln.

DAUER: aufwendig, die Vorbereitung erfordert Zeit; danach funktioniert es in Sekundenschnelle.

AUSFÜHRUNG:
- Ihren Wohlfühl-Anker setzen Sie in aller Ruhe zu Hause, wenn Sie ganz entspannt sind. Suchen Sie sich zunächst einen Punkt am Körper, den Sie unauffällig drücken können, wenn Sie Ihren Wohlfühlzustand auslösen wollen, z.B. den Fingernagel des rechten kleinen Fingers oder das linke Ohrläppchen.
- Drücken Sie den Punkt ein paar Mal, um ihn bewusst wahrzunehmen. Dann lehnen Sie sich zurück und versetzen sich in einen besonders angenehmen Zustand. Was wollen Sie ankern? Gelassenheit? Entspannung? Welchen Zustand auch immer Sie ankern wollen, gehen Sie in Gedanken zurück zu einem Moment, in dem Sie sich genau so gefühlt haben. Vielleicht bei einem Sonnenuntergang am Meer? Oder empfinden Sie dieses Gefühl in der Badewanne? Egal, Hauptsache Sie können die Erinnerung abrufen und sich wieder ganz in dieses Gefühl versenken.
- Steigern Sie die Intensität des Gefühls, indem Sie immer weiter nachspüren. Fühlen Sie, wie sich die Muskeln entspannen, Ihr Atem tiefer wird, alles warm wird, wie Sie vielleicht helles, warmes Licht sehen und wohlklingende Geräusche hören, wie Sie noch tiefer in den Zustand hineingleiten.
- Jetzt, am Höhepunkt Ihres Sich-hineinfallen-Lassens, drücken Sie den von Ihnen gewählten Punkt am Körper. Kurz, mit leichtem, aber wahrnehmbarem Druck.
- Dann öffnen Sie die Augen, stehen auf, stampfen ein paar Mal fest auf und machen und denken etwas völlig anderes.
- Nach drei bis fünf Minuten berühren Sie kurz und mit genau demselben leichten, wahrnehmbaren Druck Ihren Ankerpunkt. Wenn Sie alles richtig gemacht haben, durchströmt Sie jetzt dasselbe wohlige Gefühl, in dem Sie

sich befanden, als Sie den Ankerpunkt gesetzt haben.

- Stabilisieren Sie den Punkt, benutzen Sie ihn und rufen Sie Ihr Wohlgefühl immer wieder ab, denn wenn Sie ihn nicht benutzen, verblasst die Erinnerung des Körpers an die Verbindung.

→TIPP: Es ist leichter, wenn Sie sich beim Ankerpunktsetzen von einem guten Freund helfen lassen, da ein Außenstehender beobachten kann, wann Sie wirklich richtig tief entspannen. So ankern Sie das maximale Entspannungsgefühl.

WAS GUT DAZU PASST: Auf der Stelle kreisen (siehe S. 28), Ohren lang ziehen (siehe S. 74), Schulterkreisen (siehe S. 76), alle Übungen aus dem Kapitel für Gelassenheit trotz Stress und Zeitdruck (siehe S. 72–79).

TIPP FÜR DEN BÜROALLTAG: *Männer kommunizieren anders als Frauen. Missverständnisse sind daher vorprogrammiert, wenn man sich dessen nicht bewusst ist.*
Was immer funktioniert: Anerkennung und ehrliche Wertschätzung. Jeder freut sich über Lob. Frauen haben gerade im Beruf oft das Gefühl, ihre Arbeit würde nicht wertgeschätzt. Geben Sie Ihren Kollegen und Kolleginnen ein anerkennendes Lob und aufrichtigen Dank. Männer lieben es sowieso, gelobt zu werden. In Zukunft meckern Sie nicht über Fehler, sondern loben für das, was geklappt hat – sachlich und ehrlich. Wenn Sie das konsequent befolgen, wird sich Ihre Zusammenarbeit sowohl mit Männern als auch mit Frauen deutlich entspannen und verbessern. Das gilt übrigens auch für das Privatleben.

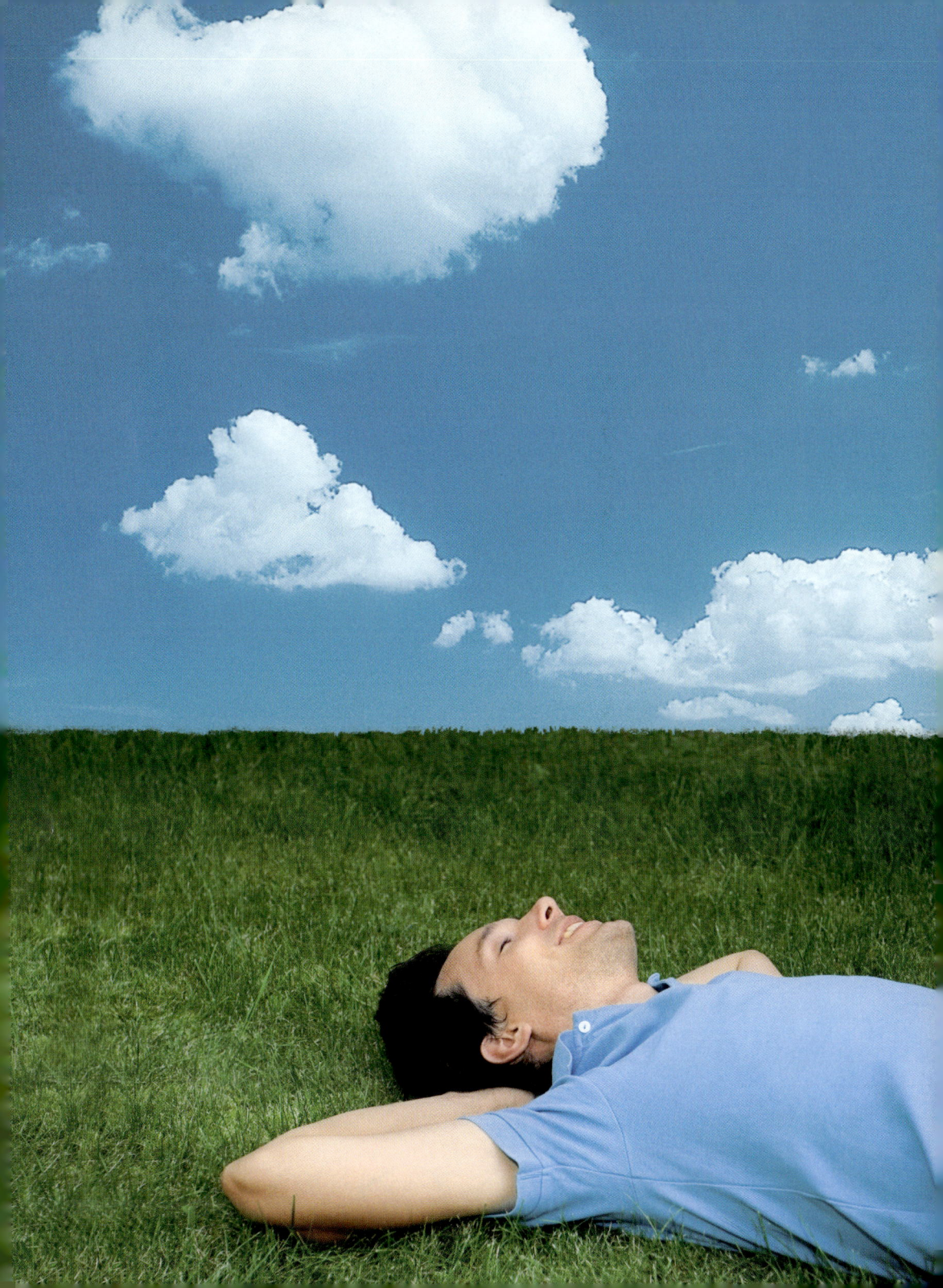

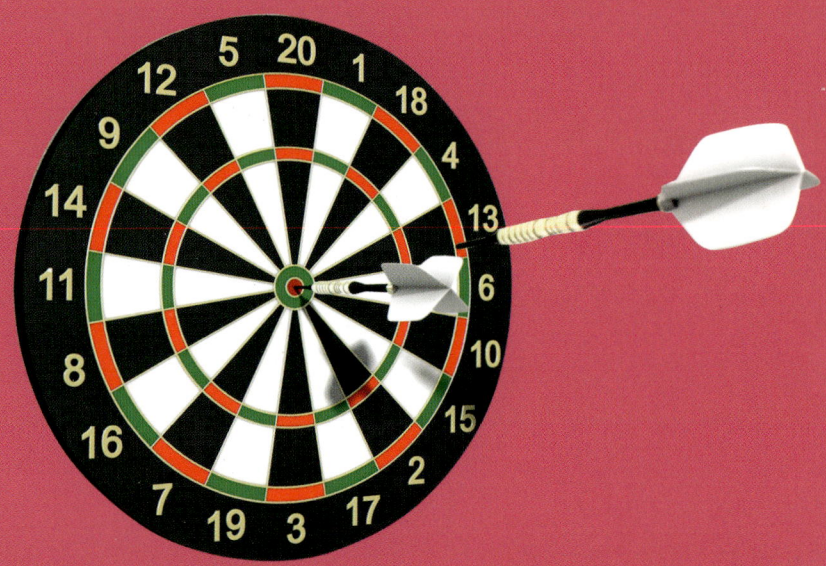

Konzentration und Energie

oder: Den Spannungslevel steuern

Es mag paradox klingen, doch ohne Entspannung gibt es keine Konzentration und keine Energie! Zu viel Energie stört die Konzentration. Wer zu viel will, verliert. Und wer keinerlei Anspannung verspürt, der wird auch nichts Außergewöhnliches zustande bringen. Es sei denn, er weiß, wie er seine Energie in Sekundenschnelle »hochbeamen« kann. Sportler nennen dies den »Vorstartzustand«: Alle Sinne, alle Kanäle der Wahrnehmung sind auf diesen einen Moment – »jetzt geht's los« – gerichtet. Die Atmung ist vertieft, das Blut rauscht in den Venen und Ohren, man kann nicht still sitzen oder stehen, alles ist angespannt und fokussiert auf die Aufgabe, die vor einem liegt.

Jeder Schauspieler, Musiker, Sportler, kurz alle, die auf den Punkt Leistung bringen müssen, kennen diesen Vorstartzustand. Ohne diese Anspannung kann keine Höchstleistung erbracht werden. Dennoch basiert dieser Zustand auf einem ganz fragilen Gleichgewicht und bedarf eines unheimlich guten Feingefühls und viel Erfahrung, wenn er nicht ins Gegenteil kippen soll. Dann nämlich steht uns die Aufregung im Weg. Vor lauter Adrenalin im Blut ist der Kopf nicht klar, wir vergessen die Hälfte, sind fahrig und unkonzentriert.

Gemäß dem Anspruch an die Bürotauglichkeit meiner Übungen stelle ich Ihnen im Folgenden verschiedene Übungen vor, die bis auf wenige Ausnahmen auf zwei bewährten Methoden zum Steigern und Steuern der Entspannung, Konzentration und Energie basieren: Zum einen sind dies gewisse Atemtechniken, zum anderen der Einsatz von Akupressurpunkten.

Atemtechniken

Mittels verschiedener Atemtechniken wird aus einer einzigen Übung entweder eine Entspannungsübung oder eine Energieübung: Durch den »Entspannungsatem«, einen langen und tiefen Atem, entspannt die tief liegende Bauchmuskulatur. Der Energiestau im Oberkörper löst sich auf. Das Blut sackt vom Kopf (roter Kopf) in den unteren Anteil des Körpers ab, ein angespanntes Zwerchfell (Kurzatmigkeit) entspannt ebenso wie die Stimmbänder, vor Aufregung kalte Füße und Hände werden warm, der ganze Körper lässt los. Der Bauchraum wird weich und warm – und ein warmer Bauch, ein warmes Körperzentrum gibt das Gefühl von Geborgenheit, von Sicherheit und Vertrauen. Wir entspannen.

Wenn wir jedoch zu spannungslos sind, nach einem Mittagsschläfchen etwa, nach einer längeren Routinearbeit oder wenn wir uns einfach im Mittagsloch befinden und an Schlaf nicht zu denken ist, brauchen wir ein bisschen mehr Energie im Kopf, um schnell wieder »wach« zu werden. Da hilft der kurze und schnelle »Aktivierungsatem«: Durch Muskelkontraktion im Bauch wird das Blut nach oben gepresst. Sie werden spüren, dass Sie einen warmen Kopf bekommen.

WICHTIG: Denken Sie bei diesen Übungen ganz bewusst an Ihre Schale und tarieren Sie vorab Ihren Körpermittelpunkt aus. Seien Sie unbedingt aufmerksam – diese Übungen sind sehr kraftvoll und ungeübten Personen kann leicht etwas schwindelig werden. Dann bitte sofort die Atemintensität zurückfahren (lang und tief weiteratmen), hinsetzen und viel trinken! Überhaupt ist es extrem wichtig, bei diesen Übungen viel (Wasser) zu trinken! Das Gehirn braucht neben dem Sauerstoff auch ganz viel Flüssigkeit, um eine hohe Konzentrationsleistung zu erbringen.

VORSICHT: Nicht allzu viele Übungen aneinanderhängen, lieber öfters zwischendurch eine einbauen.

per fließen. Es kommt zu Energiestaus (erkennbar z.B. an einem roten Kopf und kalten Füßen). Schnelle Hilfe bieten da die Akupressurpunkte, die Sie ja bereits kennengelernt haben. Durch Drücken und Massieren dieser Punkte unterstützen wir den Körper dabei, leicht und schnell Energieblockaden aufzulösen und Verspannungen abzubauen. Die Energie kommt wieder in Fluss, der Mensch ins Gleichgewicht – sprich: Er fühlt sich wohl und ausgeglichen.

Anders als bei den westlichen Ansätzen, also der lokalen Behandlung durch progressive Muskelentspannung oder Dehnübungen, wirkt das Drücken und Massieren dieser Meridianpunkte auf den gesamten Organismus, d.h. beispielsweise, die Maushand entspannt sich und gleichzeitig steigt die Konzentration.

Für die Skeptiker unter Ihnen: Wenn Sie nicht im Fluss, also im Gleichgewicht sind, werden Sie spüren, dass diese Punkte oft sehr hart sind, ja richtig wehtun. Durch regelmäßiges Drücken und Massieren baut sich die Spannung nicht nur kurzfristig ab, es wird auch eine Langzeitwirkung erzielt.

Akupressur

Die chinesische Medizin geht von Meridianen, sogenannten »Energieleitbahnen« im Körper aus. Gibt es hier Blockaden, kann die Energie nicht frei durch den Kör-

Tipps und Übungen für die Konzentration und zur Fokussierung

Aufregung vor wichtigen Ereignissen ist völlig normal und eine gewisse Spannung zwingend notwendig, um optimale Ergebnisse abliefern zu können. Entscheidend für Konzentration und Fokussierung sind jedoch ein klarer Kopf und ein gutes Maß an Sauerstoff im Gehirn, den man bei Aufregung durch den intensiveren Atem automatisch aufnimmt.

Allerdings ist die Gefahr hoch, vor lauter Aufregung zu viel Sauerstoff aufzunehmen. Dieser Sauerstoffkick macht uns dann zu schaffen. Der Brustkorb platzt schier vor angestauter Luft, wir werden unruhig, machen fahrige Bewegungen, sind nervös und unkonzentriert. Und damit kehrt sich unser Zustand ins Gegenteil – wir verlieren an Spannung, sind viel zu sehr mit uns selbst beschäftigt und wirken dadurch nervös und überfordert. Topleistung ade!

Haben Sie schon einmal von den sogenannten »Trainingsweltmeistern« gehört? Das sind die, die im Training immer top sind, im Wettkampf aber versagen. Sie hadern mit ihren Nerven und versinken leistungsmäßig im Mittelmaß. Sie finden das ungerecht? Nun, die Disziplin heißt nun mal nicht im Training gut sein – sondern dann, wenn's drauf ankommt. Und hier sind neben Können und guter Vorbereitung eben auch andere Qualitäten

gefordert! Machen Sie Klarheit, Spannung und Energie zu Ihren Verbündeten, wenn Sie auf den Punkt gut sein wollen.

Mit den hier vorgestellten Techniken und ein bisschen Übung können Sie Ihren eigenen Spannungszustand gut ausloten. Wichtig ist nur noch eines: Der eine braucht mehr, der andere weniger Training, das ist ganz typabhängig – planen Sie für Ihre mentale Vorbereitung unbedingt genügend Zeit ein!

Akupressurpunkt – die Vitalität steigern

WIRKUNG: bringt sofort Energie, ohne zu pushen; wirkt Wunder bei Abgeschlagenheit und Müdigkeit; dieser Punkt ist oft schmerzempfindlich, besonders, wenn Sie sich kraftlos fühlen.

DAUER: zwei bis drei Minuten.

AUSFÜHRUNG:
- Winkeln Sie den linken Arm ab und strecken sie den Unterarm so, als ob Sie

jemandem die Hand geben wollten. Der Akupressurpunkt liegt oben auf dem Muskel des Unterarms, etwa zwei Zentimeter vom Ellenbogen entfernt. Wenn Sie Ihre Hand hoch- und runterbewegen, fühlen Sie einen Muskel hervortreten, sobald Sie den Punkt richtig getroffen haben.

◆ Drücken Sie den Punkt eine Minute lang fest, kreisen Sie dabei mit dem Handgelenk des ausgestreckten Armes mehrere Male in beide Richtungen. Atmen Sie ganz normal weiter.

◆ Wechseln Sie dann den Arm.

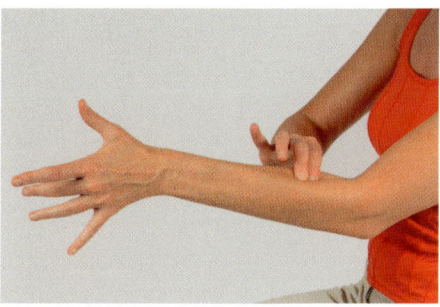

→ TIPP: Konzentrieren Sie sich auf das, was Sie tun. Nicht nebenbei noch telefonieren oder an das Meeting denken … Gönnen Sie sich quasi eine Miniauszeit.

Mit dem Atem spielen – für Gelassenheit und Energie

WIRKUNG: Die Grundübung wirkt beruhigend, die angegebenen Varianten aktivierend. Mit Variante 2 können Sie zudem Ihre Atmung beruhigen.

DAUER: Die Grundübung dürfen Sie so lange und intensiv machen, wie es Ihnen guttut. Alle Varianten maximal zwei Minuten.

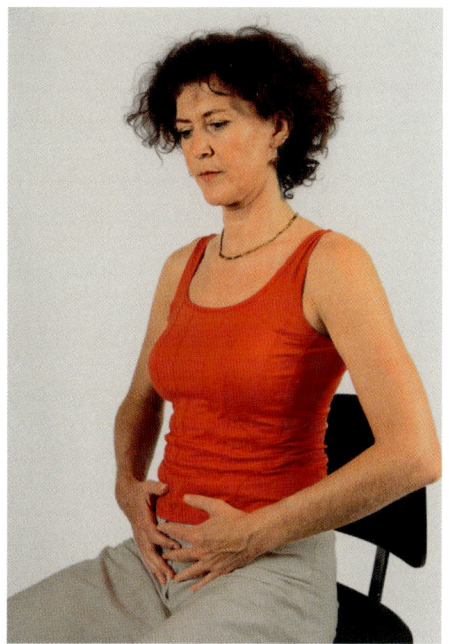

- Sitzen oder (besser) stehen Sie gerade und tarieren Sie Ihre Schale aus.
- Legen Sie die Hände auf den unteren Bauch. Wer möchte, legt Zeige- und Mittelfinger der linken Hand drei Zentimeter unterhalb des Bauchnabels auf – dort (etwa drei bis vier Zentimeter tief im Körper) befindet sich der untere Dantien, ein chinesischer Energiepunkt.
- Atmen Sie bewusst lang und tief ein und aus. Zählen Sie dabei bis vier, sowohl beim Ein- als auch beim Ausatmen. Sie sollten unter Ihren Händen spüren, wie sich der Bauch beim Einatmen wölbt und beim Ausatmen senkt. Der Brustkorb geht nur ganz leicht mit.
- Konzentrieren Sie sich auf das, was Sie tun. Beruhigen Sie Ihre Gedanken, indem Sie beim Einatmen »Sat«, beim Ausatmen »Nam« denken.

→VARIANTE 1: den Schwerpunkt ausatmen

WIRKUNG: verschafft Klarheit.

AUSFÜHRUNG:

- Sie stehen gerade und atmen durch die Nase bis tief in den Bauchraum.
- Zählen Sie beim Einatmen bis vier. Beim Ausatmen den Bauchnabel aktiv in Richtung Wirbelsäule ziehen und nur auf eins zählen. So entsteht ein stoßartiges Ausatmen, dem (durch das entstandene Vakuum) ein impulsartiges Einatmen folgt. Beim Einatmen den Bauchmuskel komplett loslassen. Ziel ist es, den Bauch rhythmisch tanzen zu lassen.
- Sie können bei dieser Variante noch einmal anziehen, indem Sie auf das Zählen verzichten und das Tempo steigern. Dabei quetschen Sie beim Ausatmen so viel Luft wie möglich aus dem Körper (Lunge, Bauch, Flanken), sodass ein fast rasselndes Geräusch entsteht. Doch Vorsicht: Diese Variante ist höchst anregend!

→VARIANTE 2: die Luft anhalten

WIRKUNG: hilft, die Körperspannung zu halten, und bringt einen aufgeregten Atem schnell unter Kontrolle.

AUSFÜHRUNG:

- Stellen Sie sich gerade hin.
- Tief auf vier einatmen, dann die unteren Bauchmuskeln anspannen (alles nach innen ziehen) und ausatmen.
- Die Luft anhalten und bis zehn zählen.
- Mit dem Einatmen die Spannung wieder loslassen.

→VARIANTE 3: pumpen für mehr Energie

WIRKUNG: sehr energetisierend. Wer das nicht gewöhnt ist, dem kann dabei leicht schwindelig werden.

AUSFÜHRUNG:
+ Sitzen Sie aufrecht.
+ Atmen Sie auf vier ein, halten Sie den Atem an und ziehen Sie den Bauchnabel bei angehaltenem Atem fünf bis zehn Mal in Richtung Wirbelsäule. Anschließend ausatmen.
+ Wiederholen Sie das Ganze fünf bis zehn Mal.

Akupressurpunkt – Klarheit durch das dritte Auge

WIRKUNG: sorgt für Ruhe und Klarheit im Kopf; mehrfach am Tag eingesetzt, steigert diese Übung die Energie und die Konzentrationsfähigkeit; hilft auch bei verstopfter Nase, Heuschnupfen und trockener Heizungsluft.

DAUER: zwei bis drei Minuten.

AUSFÜHRUNG:
+ Sitzen Sie gerade, die Augen geschlossen, und senken Sie den Kopf Richtung Brust.
+ Konzentrieren Sie sich auf das dritte Auge. Sie finden diesen Punkt zwischen den Augenbrauen, in der Einbuchtung, an der der Nasenrücken in die Stirn übergeht.
+ Legen Sie die Handflächen aneinander und berühren Sie den Punkt leicht mit den Spitzen der Zeigefinger.
+ Atmen Sie tief und langsam, konzentrieren Sie sich für zwei bis drei Minuten auf den Punkt.

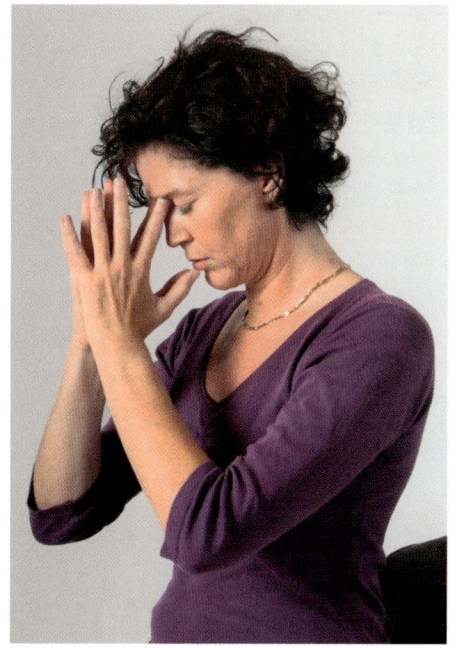

WIRKUNG: löst Verspannungen, macht den Kopf klar.

DAUER: ein bis zwei Minuten.

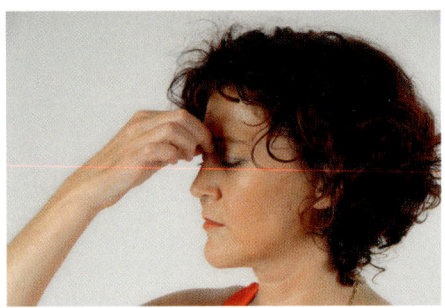

AUSFÜHRUNG:
- Massieren Sie vorsichtig mit Daumen und Zeigefinger die Punkte rechts und links der Nasenwurzel. Dann kurz ganz fest drücken und loslassen.
- Zwei bis drei Mal wiederholen.

Kopf gegen Bauch – für Konzentration und gute Laune

WIRKUNG: steigert die Konzentration, lenkt von dummen Gedanken ab, hebt die Stimmung.

DAUER: eineinhalb bis zwei Minuten.

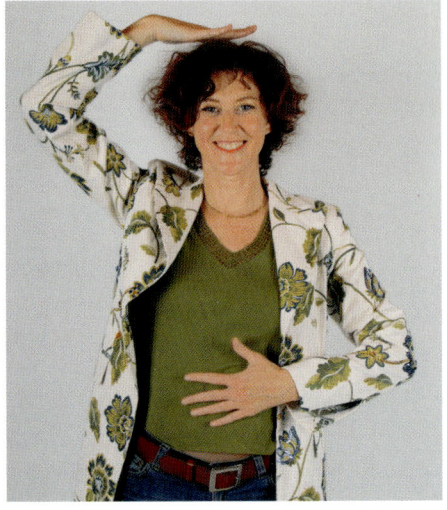

AUSFÜHRUNG:
- Stellen Sie sich gerade hin. Eine Hand liegt auf dem Kopf, die andere liegt auf dem Bauch.
- Die Hand auf dem Kopf klopft sachte auf den Scheitel, während die andere

Hand auf dem Bauch kleine Kreise beschreibt.

• Nach etwa dreißig Sekunden wechseln Sie die Richtung, nach weiteren dreißig Sekunden die Hände. Vergessen Sie das Atmen nicht.

> →TIPP: Wie im richtigen Leben gewinnt auch hier in aller Regel der Bauch! Sie werden beobachten, dass Sie bald anfangen, auf dem Kopf im Kreis zu klopfen. Versuchen Sie, sich auf die Bewegungen zu konzentrieren und nicht durcheinanderzukommen.

Nasefassen – steigert die Konzentration, macht gute Laune

WIRKUNG: trainiert die Koordination und damit die Konzentration; macht Spaß.

DAUER: eine halbe Minute, dafür mehrmals am Tag!

AUSFÜHRUNG:

• Fassen Sie sich mit der rechten Hand an die Nase und mit der linken Hand ans rechte Ohr.

• Nun wechseln Sie: linke Hand an die Nase, rechte Hand ans linke Ohr.

• Wiederholen Sie das so lange, bis es ihnen reibungslos gelingt. Steigern Sie dann das Tempo.

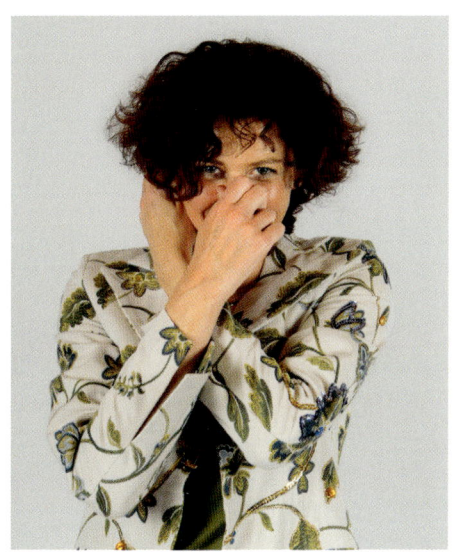

Erfolg visualisieren – Herausforderungen meistern

WIRKUNG: bringt Spannung und Konzentration auf den Punkt; befreit von Druck.

DAUER: zwei bis drei Minuten.

AUSFÜHRUNG:

- ✦ Gehen Sie ein paar Schritte auf und ab. Atmen Sie dabei tief durch.
- ✦ Spielen Sie jetzt in Gedanken noch mal voll konzentriert die wichtigsten Schritte der bevorstehenden Situation durch. Sportler gehen in Gedanken wieder und wieder den Bewegungsablauf durch. Wenn Sie eine Rede halten müssen, dann testen Sie die Übergänge in Ihrer Rede, Ihre Einleitung, Ihre kritischen Punkte.
- ✦ Sehen und hören Sie vor Ihrem geistigen Auge, wie Sie loslegen, wie die Zuschauer mitgehen, nicken, lachen, sich gespannt nach vorne lehnen und an Ihren Lippen hängen ...
- ✦ Und jetzt wird's ernst. Sie wissen, dass Sie alles getan haben, was in Ihrer Macht steht. Sie sind optimal vorbereitet. Sie werden ihr Bestes geben. Mehr können – und müssen – Sie nicht tun.

TIPP FÜR DEN BÜROALLTAG: *Auch verlieren will gelernt sein!*
Machen Sie sich klar, dass Sie die Leistung der anderen nicht beeinflussen können. Das hat überhaupt nichts mit Ihnen und Ihrer eigenen Leistung zu tun. Wenn Sie alles gegeben haben und es reicht nicht, seien Sie bitte ein fairer Verlierer. Sie können trotzdem mächtig stolz auf sich sein. Und es wird eine andere Gelegenheit geben, bei der Sie sich beweisen können.

WAS GUT DAZU PASST: Daumen hoch (siehe S. 75), Wechselatmung (siehe S. 72), Schulterkreisen (siehe S. 76), auf der Stelle kreisen (siehe S. 28), Akupressurpunkt – den Kniepunkt massieren (siehe S. 76), Energie tanken (siehe S. 101), alle Übungen aus den Kapiteln zur Gelassenheit und gegen Stimmungstiefs (siehe S. 72–79).

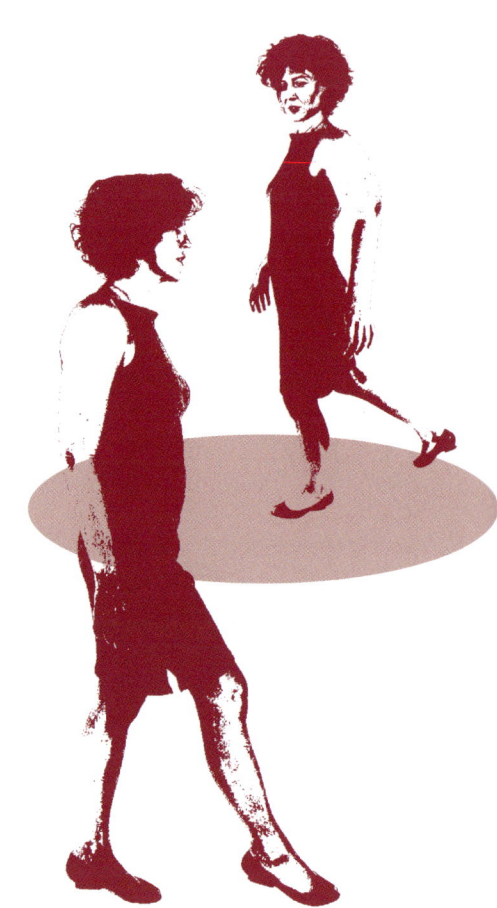

Tipps und Übungen für Ausstrahlung und Stimme

Stehe ich vor einem großen Publikum, gibt es kein Verstecken mehr. Jeder bekommt alles von mir mit. Da kann einem ziemlich mulmig werden. Präsentationstrainings sind absolut in, denn händeringend suchen wir nach Techniken, hinter denen wir uns etwas verstecken können, und Tipps, um uns in diesen Momenten der Offenbarung sicher zu fühlen.

Nichts gegen Rhetoriktraining und kleine Hilfestellungen, wohin mit den Händen etc. Doch das wirklich Wesentliche sind Sie – Ihre Ausstrahlung und Ihre Energie. Ist es nicht paradox? Da wollen wir alles perfekt machen und wirken doch nur langweilig. Mitreißend wirken wir hingegen, wenn wir offen und ehrlich zu uns und unseren Macken stehen, uns zurücknehmen und unserem Gegenüber etwas geben möchten. Etwas, das von Herzen kommt. Und aus dem Solarplexus, unserer Mitte. Dann entstehen diese magischen Momente, diese Sternstunden, die uns Menschen so fesseln – auch wenn wir nicht perfekt sind. Wir alle haben schon erlebt, dass wir die nettesten Menschen kennenlernen und die interessantesten Gespräche führen, wenn wir in Jeans und T-Shirt und völlig ungeschminkt irgendwo unterwegs sind. Warum ist das so? Weil wir völlig unbefangen sind, keine Show abziehen und nichts erwarten. Wir sind total authentisch. Denken Sie daran, wenn Sie sich auf Ihre nächste Präsentation vorbereiten. Es gehört Mut dazu, das Drumherum wegzulassen – aber es lohnt sich.

Im Zusammenhang mit öffentlichen Auftritten und Präsentationen sei erwähnt, dass auch unsere Stimme jedem sofort verrät, wie wir uns fühlen. Sie hängt daher eng mit unserer Ausstrahlung zusammen. Sind wir gelöst und locker, könnten wir die Welt umarmen, dann haben wir große Gesten, strahlende Augen und die Stimme ist mühelos, kraftvoll und lebendig. Keiner kommt uns dann aus – wir fesseln alle mit unserer Natürlichkeit. Und um die geht es primär beim Thema Ausstrahlung. Je authentischer wir sind, desto mitreißender ist auch unsere Stimme.

Wussten Sie, dass es einen gemeinsamen Nenner gibt bei der Frage, was Männer an Frauen attraktiv finden, und umgekehrt, was Männer für Frauen richtig männlich macht?

Es ist das Charisma. Charismatische Menschen sind lebendig, souverän, offen, humorvoll, präsent – und immer völlig sie selbst. Sie stehen zu ihren Macken. Kurz, sie sind authentisch und gelassen. Gelassenheit ist die gesunde Mitte zwischen gepusht und gelangweilt und somit unser natürlicher Wohlfühlzustand. Wen wundert es also, dass wir gerade dann unwiderstehlich sind?!

Verändert sich unsere Ausstrahlung, verändert sich auch die Stimme. Sicher geht das auch umgekehrt, doch ich bin kein Stimmtrainer. Für mich kommt alles Leben, alle Kraft und Ehrlichkeit – und somit das, was ich ausstrahle – aus dem Bauch. Ist der warm und entspannt, muss ich mir um das »was und wie ich es sage« keine Gedanken machen. Krampft der Bauch (bzw. das Zwerchfell) aus irgendeinem Grund zusammen, staut sich die Luft im Brustkorb und strömt nicht mehr in die unteren Hohlräume (Bauch und Flanken). Dann wird die Stimme sofort flach und hell, wir drucksen herum und finden die passenden Worte nicht.

Authentizität als Dauerverfassung ist so etwas wie ein Wunschzustand und hat viel mit Reife, Erfahrung und leider auch mit Disziplin und konsequentem Training zu tun. Doch zur gezielten Vorbereitung auf brenzlige Situationen hier nun einige spezielle und bewährte Tipps für Stimme und Ausstrahlung, die immer helfen.

Tiefes Atmen – für innere Ruhe

WIRKUNG: beruhigt einen aufgeregten Atem, bringt Ruhe und Konzentration, zentriert uns in unserer Mitte, löst Ängste und Anspannung.

DAUER: ein bis zwei Minuten oder solange es Ihnen guttut.

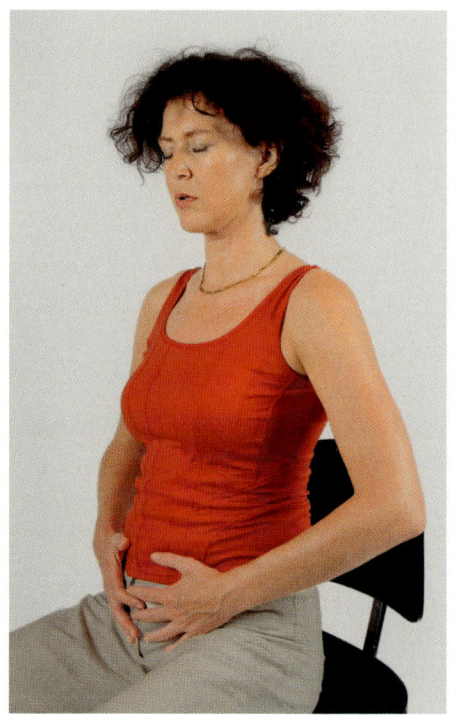

AUSFÜHRUNG:

- Sitzen oder stehen Sie aufrecht. Tarieren Sie Ihre Beckenschale aus, lassen Sie die Schultern nach hinten und unten absinken. Der Kopf ist in Verlängerung der Wirbelsäule.
- Legen Sie nun die Hände auf Ihren unteren Bauch und atmen Sie tief und entspannt langsam auf vier ein. Der Bauch muss sich unter Ihren Händen wölben, dann machen Sie es richtig.
- Atmen Sie auf vier ebenso langsam und konzentriert aus, ziehen Sie dabei den Bauchnabel ein.

→TIPP: Konzentrieren Sie sich auf das Ausatmen! Gerade wenn wir etwas aufgeregt sind, neigen wir dazu, zu stark einzuatmen. So beruhigen Sie sich und Ihren Atem.

Atemtechnik – Energie tanken

WIRKUNG: aktiviert die tief liegende Bauchmuskulatur und baut im Körperzentrum viel Energie auf; hilft immer dann, wenn Sie Kraft, Klarheit und Energie brauchen.

Diese Atemtechnik stammt aus dem Pilates; sie aktiviert das sogenannte »Powerhouse«, unser Kraftzentrum in der Körpermitte.

DAUER: eine Minute.

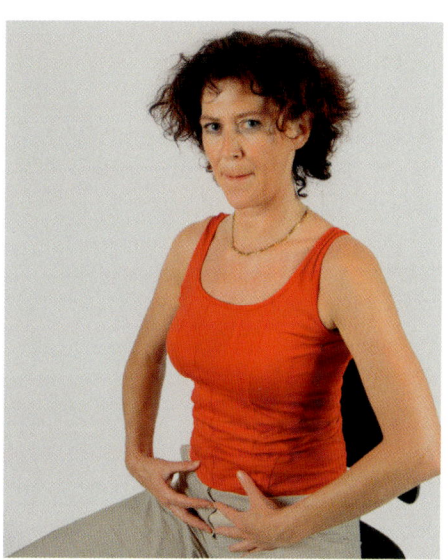

AUSFÜHRUNG:

- Im Sitzen oder (besser) im Stehen über die Nase auf vier tief in den Bauch einatmen.
- Nun spannen Sie die Lippen leicht an und atmen durch den halb geschlossenen Mund gegen den Widerstand vollständig aus, wobei Sie nicht zählen, sondern vollständig ausatmen.
- Wiederholen Sie dies drei bis fünf Mal. Sie werden merken, dass Ihnen dabei ziemlich schnell warm wird.

Der summende Tischtennisball – Feintuning für die Stimme

WIRKUNG: öffnet die Resonanzräume, zwingt zu langem und tiefem Atmen, löst Verspannungen im Kiefer, bringt den Körper in gleichmäßige Schwingung und verändert damit die Stimme.

DAUER: zwei Minuten oder solange es Ihnen guttut.

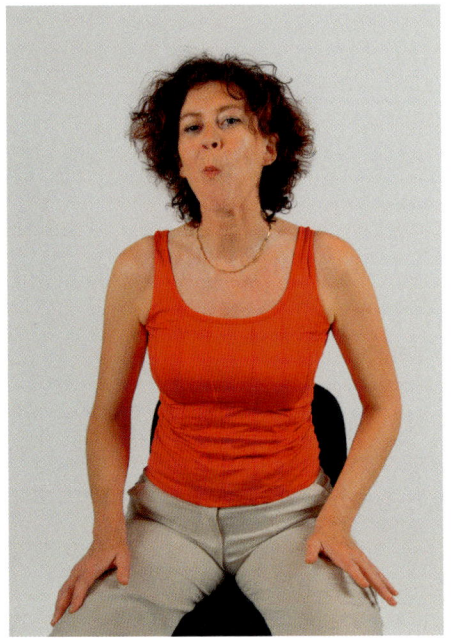

AUSFÜHRUNG:
- Sitzen Sie aufrecht und stellen Sie sich vor, Sie hätten einen Tischtennisball im Mund.
- Schieben Sie diesen Tischtennisball genüsslich im Mund hin und her, in alle Winkel und Ecken, nach vorne, nach hinten, unter die Zunge ...
- Legen Sie die Lippen sanft aufeinander und summen Sie dabei. Wenn Sie aus Gründen der äußeren Umstände nicht summen können, stellen Sie sich vor, wie der Summton in Ihnen klingt und Sie von innen erfüllt.

Energieball wandern lassen – bringt ins Gleichgewicht

WIRKUNG: reguliert Yin und Yang und damit unser Gleichgewicht; stärkt die Körpermitte und das Selbstvertrauen; lässt uns weich und gelassen werden.

DAUER: pro Durchgang etwa zwei Minuten, so oft es Ihnen guttut.

AUSFÜHRUNG:
- Schließen Sie die Augen und setzen Sie sich entspannt hin, so wie Sie sich auf eine Couch lümmeln würden.

Wenn Sie sich hinlegen können, tun Sie das!

◆ Stellen Sie sich vor, dass Ihr Becken eine goldene Schale ist, die mit Honig gefüllt ist. Aus dieser Schale steigt ein goldener, honigtriefender Ball empor und wandert an der Innenseite Ihrer Wirbelsäule nach oben. Jeder Wirbel, der berührt wird, glänzt im goldenen Licht.

◆ Lassen Sie den Ball bis zu Ihrem Scheitelpunkt wandern und dann an der Körpervorderseite langsam wieder nach unten absinken. Hier fährt er jetzt die Körperkonturen ab, bis er oberhalb des Schambeines mit einem leisen »Plopp« wieder in der Honigschale versinkt.

◆ Wiederholen Sie diesen Energiekreis mehrere Male und nehmen Sie sich Zeit zu spüren, wie der Honig Ihren ganzen Oberkörper mit Licht und Wärme erfüllt.

WAS GUT DAZU PASST: die Schale (siehe S. 27.), auf der Stelle kreisen (siehe S. 28), die blaue Kugel (siehe S. 79), Sternenregen (siehe S. 78), Wechselatmung (siehe S. 72), Schulterkreisen (siehe S. 76), den Schwerpunkt ausatmen (siehe S. 94), alle Übungen aus dem Kapitel zur Konzentration und Fokussierung (siehe S. 92–98).

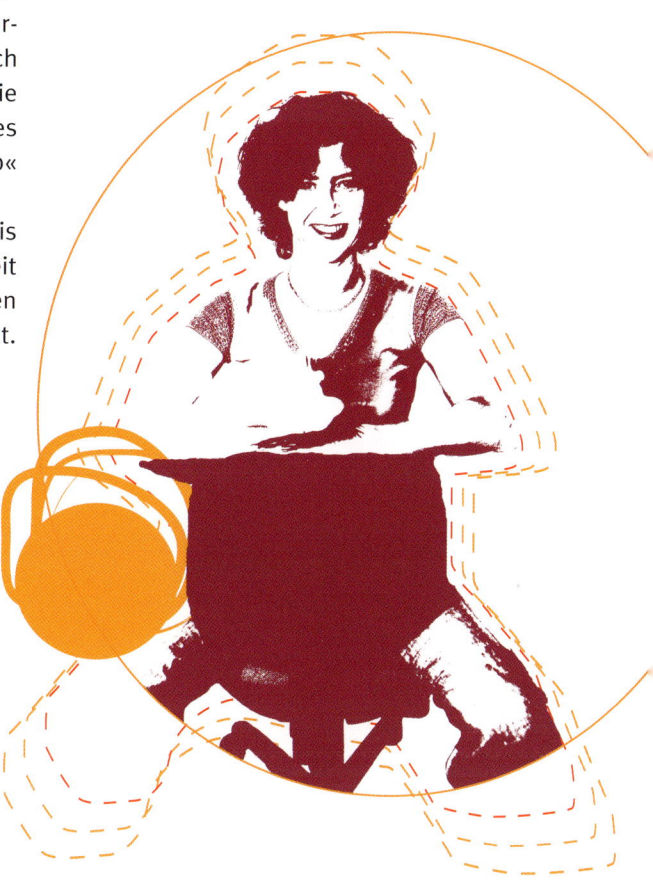

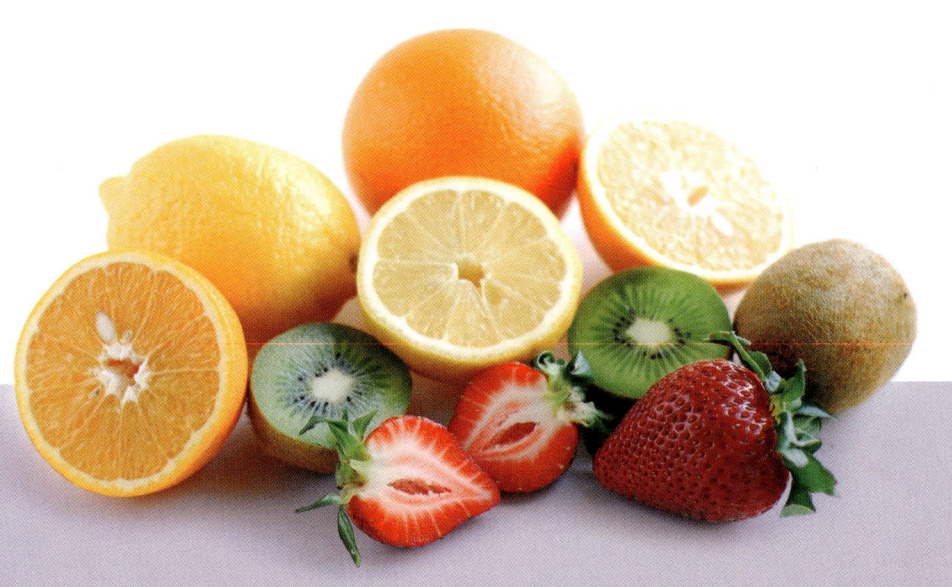

Ernährung

oder: Brainfood – was wirklich hilft

Viele meiner Ernährungstipps sind alte Sportlerweisheiten, die von Mund zu Mund weitergegeben wurden und auf ihre Tauglichkeit getestet sind. Sie entsprechen teilweise nicht den offiziellen Richtlinien der Deutschen Gesellschaft für Ernährung, dafür jedoch den Insidertipps fortschrittlicher und vor allem unabhängiger Ernährungswissenschaftler!

Der beste und einfachste Tipp, den ich Ihnen in Sachen Ernährung mit auf den Weg geben kann: Lassen Sie den Zucker weg! Zucker ist ein absolut unphysiologischer Stoff, den der Köper wirklich gar nicht braucht.

Zucker ist ein Teufelszeug und verantwortlich für diverse Fehlsteuerungen im Körper, unter anderem für den Verlust unseres Sättigungsgefühls. Weil Zucker den Geschmack der Lebensmittel verändert und so unsere Geschmacksnerven täuscht, essen wir mehr, als wir bräuchten und uns guttut. Wir sind richtiggehend süchtig nach diesem Zeug!

Ist Ihnen schon einmal aufgefallen, dass Sie kaum ein Nahrungsmittel im Supermarktregal finden, das keinen Zucker enthält? Und was bitte hat der Zucker in der Salami, im Schinken oder in der Essiggurke verloren? Hat die Natur ihn da reingepackt?

Zucker, sprich die schnellen, leeren Kohlenhydrate, schießen mit einem Affentempo ins Blut und treiben den Blutzuckerspiegel massiv nach oben. Das plötzlich vorhandene Übermaß an Energie im Körper muss irgendwohin – der Körper braucht die Energie nicht, verwendet werden kann sie nicht, also muss jede Menge Insulin produziert werden, um den außer Kontrolle geratenen Energiepegel herunterzufahren, sonst zerstört er die Nervenzellen.

Kaum hat das Insulin seinen Job getan und der gefährlich hohe Energiepegel fällt wieder ab (die überschüssige Energie wird in Fettdepots umgewandelt – als Reserve für harte Zeiten), geraten wir in Unterzucker und unser fehlgesteuerter Körper signalisiert nach kürzester Zeit: Hunger! Dann müssen Sie schleunigst etwas nachschieben, sonst fangen Sie das Zittern an. Also rein mit dem Kuchen, der Schokolade, dem Müsliriegel – und schon geht das Suchtspielchen wieder von vorne los ...

Dieselbe Menge an Energie in anderer Form (langsame Kohlenhydrate) zugeführt, reicht Ihnen locker für einen halben Tag. Bei ausgewogenem Blutzuckerspiegel, ohne Insulinschaukel, wachsende Fettdepots, Heißhungerattacken und Unterzucker.

Auch Brot, insbesondere Weißmehl, gehört zu den »schnellen Kohlenhydraten«, wird im Körper wie Zucker umgesetzt und hat dieselben gefährlichen Nebeneffekte.

Diesen viel zu hohen Energiepegel herunterzufahren ist richtig massiver Stress für den Organismus! Fragen Sie mal einen Zuckerkranken, bei dem diese Fehlsteuerung zur »Normalität« geworden ist – der kann Ihnen einiges erzählen zu vernünftiger Ernährung und wäre sicher froh, wenn er das, was er jetzt weiß, schon früher gewusst hätte!

Dass dieses Auf und Ab, diese unsteten Energiekurven sich auf unser Gemüt und vor allem unsere Denk- und Leistungsfähigkeit niederschlagen, kann sich jeder Mensch leicht selbst ausmalen. Man ist also wirklich das, was man isst! Auch dazu gibt es jede Menge Forschungsergebnisse, die allerdings in der Öffentlichkeit wenig bekannt sind.

Fakt ist: Wahre Energie bringt Ihnen der Zucker in all seinen Erscheinungsformen nicht. Ganz im Gegenteil, er zerstört die Nervenzellen im Gehirn, übersäuert den Organismus, verschlackt den Darm, macht fett und träge – und im wahrsten Sinne des Wortes sauer!

Also, vergessen Sie das Ammenmärchen vom Traubenzucker für die Konzentration! Der einzige Zucker, der hilft, ist der Fruchtzucker in Form von frischem Obst! Auch die Aussage, dass bei starker Konzentration auch mehr Kalorien verbraucht werden, ist falsch. Das Gehirn arbeitet immer und verbraucht immer Energie. Es braucht nicht mehr Energie, bloß weil nachgedacht wird. Es denkt ja immer. Brainfood in diesem Sinne benötigt es also auch nicht. Was es braucht, ist eine vernünftige, leichte Kost, um die Verdauung nicht überzustrapazieren. Denn ein träger Darm macht müde und bindet das Blut im Magen-Darm-Trakt. Dort liegt es dann wie der berüchtigte »Kloß im Magen«, statt uns mit viel Sauerstoff angereichert im Kopf für Höchstleistungen zur Verfügung zu stehen!

Merke:

Ihr Gehirn braucht Sauerstoff und qualitativ hochwertige Energielieferanten in Form von Omega-3-Fettsäuren, jede Menge Antioxidantien (allen voran Vitamin-B-Komplexe), also Obst und Gemüse zum Schutz der Nervenzellen, und vor allem ganz viel sauberes Wasser!

Achten Sie auf ein gutes Öl, damit Sie Ihre Omega-3-Fettsäure-Depots auffüllen. Fett benötigt der Körper für viele Vorgänge, z. B. als Schutz für die Nervenleitbahnen und für die Gallenfunktion. Essen Sie dafür im Büro qualitativ hochwertige Nüsse in Bioqualität. Das berühmte Studentenfutter trägt nicht umsonst diesen Namen! Und dann können Sie sehr viel für Ihr Gehirn tun, indem Sie konsequent alle

Nahrungsmittel mit Geschmacksverstärkern wie Glutamat (Natriummonoglutamat) und künstlichen Süßstoffen (Aspartam) weglassen, da diese Gifte eine ganz besonders verheerende degenerative Langzeitwirkung auf die Hirnfunktion haben.

Auch hier gilt: Erzählen kann ich viel – probieren Sie es aus. Wenn Sie konsequent die schnellen Kohlenhydrate meiden und stattdessen natürliches Eiweiß, Obst und Gemüse zu Ihren Grundnahrungsmitteln machen, werden Sie nach spätestens vier Wochen einen deutlichen Unterschied bemerken: auf der Waage, an der Verdauung, am Bindegewebe, am Essverhalten und in puncto Leistungsfähigkeit.

Ich rate außerdem dringend dazu – und da bin ich nicht allein –, Ihre Ernährung durch gute Nahrungsergänzungsmittel zu unterstützen. Unsere Lebensmittel enthalten schlicht nicht mehr genug wertvolle Substanzen, auch nicht die Bioprodukte. Es reicht zwar, um uns am Laufen zu halten, aber nicht, um unser gesamtes Potenzial ausschöpfen zu können. Dazu werden alle lebenswichtigen Bausteine benötigt – Vitalstoffe genannt –, und zwar im Überfluss!

Wenn Sie bei manchen Präparaten keine Wirkung feststellen, liegt das möglicherweise daran, dass die Bioverfügbarkeit nicht gegeben ist. Damit der Stoff in den Zellen ankommt, bedarf es nämlich zusätzlich aller Synergisten, sonst kann die Nahrungsergänzung vom Körper gar nicht umgesetzt werden. Achten Sie also auf eine hohe Qualität.

Die richtigen Nahrungsmittel für Körper, Geist und Seele

Was wirkt wann und wie – Ernährung und die Wirkung der einzelnen Bausteine auf den Körper ist ein hochkomplexes Thema, das auch die Wissenschaft noch längst nicht ausreichend entschlüsselt hat. Ich habe gute Erfahrungen gemacht mit den folgenden, einfachen und praktikablen Tipps, die neben dem gezielten Einsatz der Wirkstoffe auch die Wirkung der Lebensmitteltemperatur mit einbeziehen: kalt für das Zusammenziehen der Gefäße (Anspannung), warm für das Loslassen.

Wärme von innen – zum Entspannen und Loslassen

Es mag verrückt klingen, hat sich aber in der Praxis bewährt – viel warme Flüssigkeit zu trinken, hilft Körper und Organismus beim Loslassen und Entspannen. Trinken Sie also heißes, abgekochtes Wasser; sehr gut funktionieren auch Ingwertee (Tipp aus dem Ayurveda) und alle anderen Arten von Früchtetee. Bitte keinen schwarzen Tee und auch keinen Kaffee (entzieht dem Körper Flüssigkeit und Energie)!

Vitamine –
wichtig für die Augen

Die Augen benötigen viel Vitamin A, E und C. Wertvolle Vitamin-C-Lieferanten sind Schwarze Johannisbeeren, Petersilie, Paprika, Brokkoli, Weißkohl, Kiwis und Zitrusfrüchte. Karotten, Paprika, Aprikosen, Rote Bete, Papaya, Feldsalat sowie Brokkoli besitzen zudem viel Provitamin A. Nüsse, Soja, Spargel und Grünkohl bieten ausreichend Vitamin E. Spinat, Rosenkohl, Brokkoli oder Grünkohl enthalten außerdem reichlich Lutein und sind deshalb für die Augen besonders wichtig.

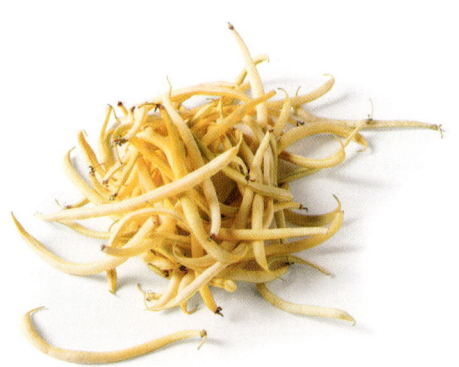

Langsame Kohlenhydrate –
für Gelassenheit

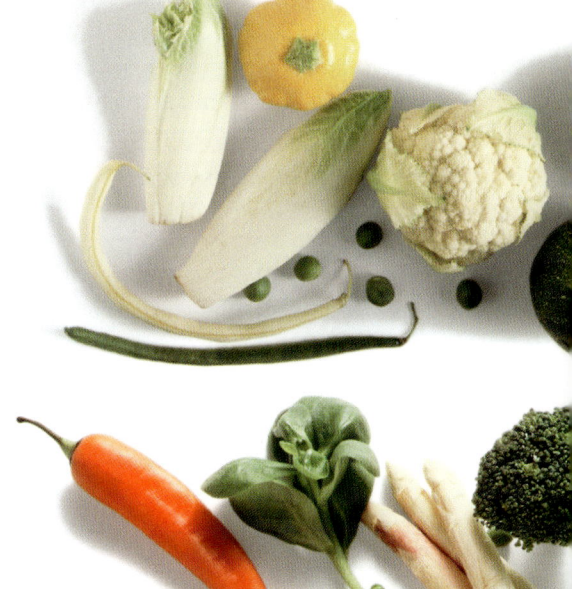

Für Gelassenheit und einen ausgeglichenen Energiepegel sorgen die langsamen Kohlenhydrate – insbesondere Gemüse und Wurzelgemüse – und alles, was basisch, ich spreche auch gerne von »erdend«, im Körper wirkt. Von Grund auf sind wir durch die moderne Nahrungsmittelindustrie ziemlich übersäuert, was sich unter anderem auch in Gereiztheit und Konzentrationsmangel äußert. Basische Lebensmittel senken den pH-Wert im Körper und damit auch die Hektik. Ideal sind Karotten, Kohlrabi und Sellerie, die man auch nebenbei als Snack knabbern kann!

Essen Sie mit Genuss! Nicht einfach reinwürgen und runterschlucken. So beginnt die Hektik schon beim Essen. Außerdem entfaltet sich der wahre Geschmack erst, wenn wir ein paar Mal gekaut haben. Auch beim Trinken gilt: langsame Schlucke!

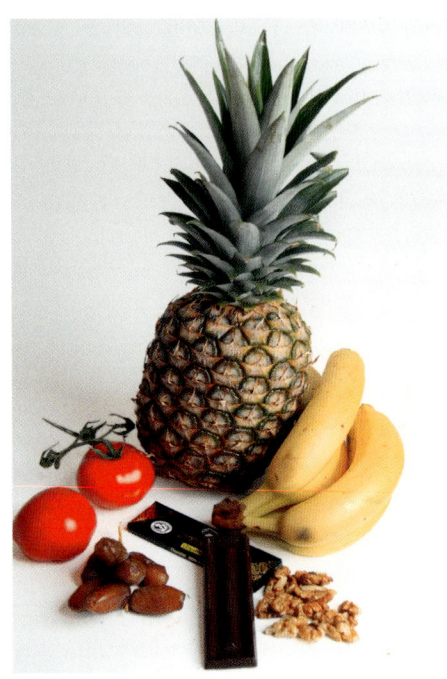

Schokolade – oder was der Seele wirklich guttut

Bananen machen glücklich! Ebenso wie Kakao und dunkle, herbe Schokolade sind sie wunderbare Stimmungsaufheller. Sie alle beinhalten den Stoff Serotonin, der Schokolade in tristen Zeiten so attraktiv macht. In Kakao oder einer dunklen Schokolade ist er allerdings in wesentlich höherer Dosis und ohne die überflüssigen Mengen an Industriezucker enthalten als in normaler Schokolade.

Auch Datteln, Ananas, Walnüsse und Tomaten bewirken dieses Glücksgefühl.

Eiweiß – was man vor Höchstleistungen essen sollte

Am besten ist es, vor Höchstleistungen möglichst wenig zu essen! Sonst ist der Magen mit der Verdauung beschäftigt, was viel Energie abzieht, und vor Aufregung kann es einem dann schon mal schlecht werden. Kurz vorher auch nichts mehr trinken!

Sportler schwören auf Eiweiß in Form von Nüssen, Studentenfutter oder Bananen, da es leicht verdaulich ist und trotzdem viel Energie liefert. Vergessen Sie den Traubenzucker! Während der Belastung können Sie aber durchaus viel trinken.

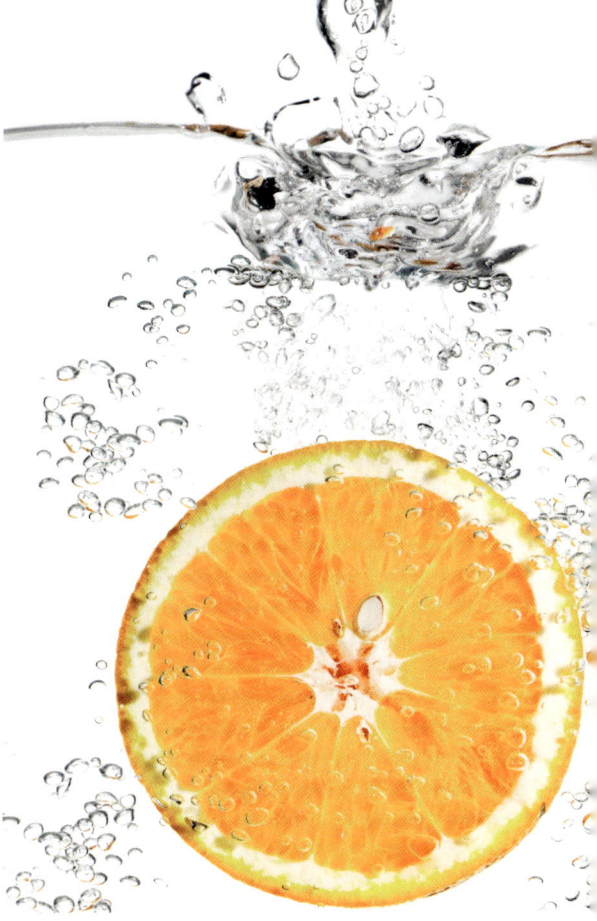

Heiße Milch mit Honig – schmiert den Hals

Obwohl ich kein Fan von Kuhmilchprodukten bin, hilft die Kombination von heißer Milch mit Honig hervorragend bei einem rauen Hals.

Wenn Ihnen der Mund trocken wird, denken Sie an eine Zitrone, dann läuft Ihnen automatisch wieder das Wasser im Mund zusammen. Ich stelle bei Vorträgen immer ein Glas Wasser mit einer Scheibe Zitrone vor mich auf den Tisch. Wenn mir die Stimme versagt und der Mund trocken wird, muss ich die Zitrone nur ansehen und schon wird der Speichelfluss wieder angeregt.

Sauer – macht lustig

Wer im wahrsten Sinne des Wortes »sauer« ist, kann das über geeignete, sauer schmeckende Lebensmittel ausgleichen. Keine Angst, das potenziert sich nicht! Im Gegenteil, es neutralisiert, denn saure

Lebensmittel werden basisch umgesetzt. Ihre Stimmung wird sich deutlich aufhellen und Ihre Lebensgeister werden wiederkommen, wenn Sie saure Lebensmittel zu sich nehmen. Dafür sind alle Arten von sauren Früchten empfehlenswert: Kirschen, Johannisbeeren, Weintrauben, Zitronen, Grapefruits.
Auch Essiggurken haben eine erfrischende Wirkung. Israelische Ernährungsforscher empfehlen sauren Hering.

Blut, löschen den Durst und bringen den Kreislauf in Schwung.

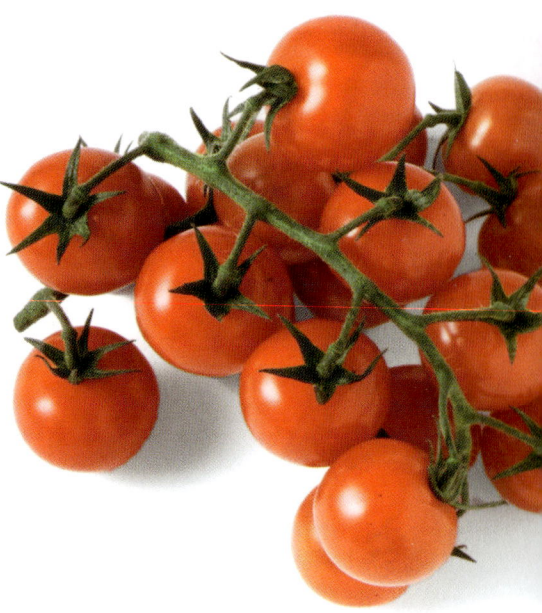

Mineralien – gegen das Kreislauftief

Achten Sie auf ausreichend Mineralien, wenn Sie Probleme mit dem Kreislauf haben. Bananen mit Salz oder Honig zum Schafskäse – seien Sie kreativ und probieren Sie verschiedene Dinge aus. Gegensätze ziehen sich an …
Mein Favorit: Bloody Mary ohne Mary! Tomatensaft mit einem rohen Ei, viel Tabasco, Salz und Koriander als Shake vermischen – schmeckt genial und wirkt Wunder.
Auch gut: frisch gepresste Zitrusfrüchte wie Orangen und Zitronen in Kombination mit Äpfeln. Sehr gut wirken auch saure Säfte wie Kirschsaft oder Johannisbeersaft. Sie erfrischen, verdünnen das

---

Trinken, trinken, trinken – gut für die Konzentration

Trinken Sie so viel stilles Wasser wie möglich. Bitte kein Wasser mit Kohlensäure, keinen Tee und auch keinen Kaffee. Sie werden überrascht sein, um wie viel leichter es ist, die Konzentration zu halten, wenn der Körper genügend Flüssigkeit bekommt.

→TIPP: Für größere Firmen, die ohne große Investition mehr Leistung erzielen möchten, lohnt es sich, über einen guten Wasserfilter nachzudenken. Sie werden staunen, wie viel Wasser getrunken wird, wenn es gutes Wasser ist. Die typische Klage »Wie soll ich drei Liter am Tag trinken – ich habe keinen Durst« verklingt sofort, wenn wir gutes Wasser zur Verfügung haben.

Nüsse und Obst – was Sie Ihren Geschäftspartnern bei Meetings anbieten können

Vermeiden Sie die üblichen Knabbereien. Sie wissen bereits, dass dies nur leere Kohlenhydrate sind, die unsere Konzentration überhaupt nicht fördern, im Gegenteil: Genau wie Kaffee machen sie eher hektisch und gehen auf den Magen. Probieren Sie stattdessen Nüsse und Obst. Studentenfutter heißt nicht umsonst so – da ist alles drin, was wir brauchen, um lange fit zu sein. Schneiden Sie Obst in kleine Stücke, z.B. Apfelschnitten. Gegen das Verfärben träufeln Sie frische Zitrone darüber – so bleiben sie lange appetitlich und frisch.

Sie werden erstaunt sein, wie gut diese gesunden Alternativen angenommen werden. Instinktiv greifen wir zu den Dingen, die uns guttun. Das geht aber nur, wenn sie auch angeboten werden!

Merke:
Wenn es kein Junkfood gibt,
vermisst es auch keiner!

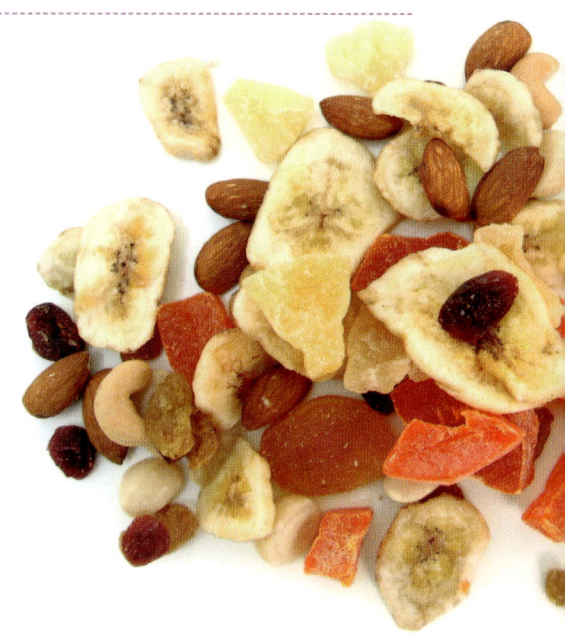

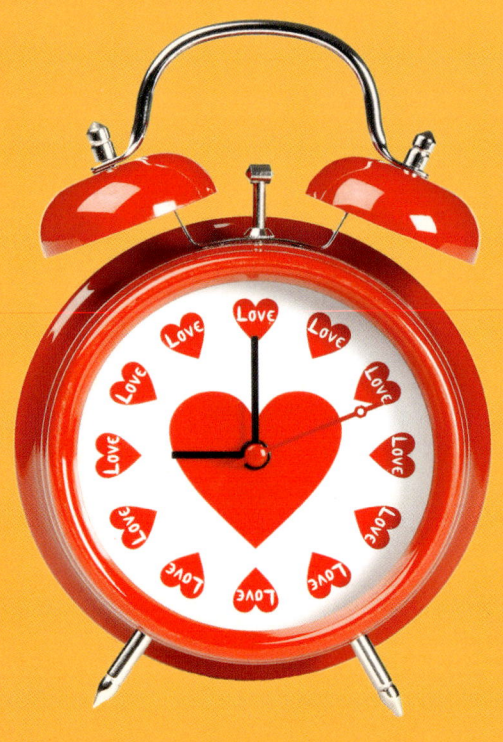

Fünf-Minuten-Spezialprogramme

Das Fünf-Minuten-Programm zum Runterkommen

Wenn Sie nur fünf Minuten Zeit haben, um zu entspannen, legen Sie den Schwerpunkt auf Ihre Atmung und Eigenwahrnehmung. Gönnen Sie sich genau das, was Ihnen jetzt guttut.

- ◆ Sternenregen (siehe S. 78) – verleiht Ihnen Gelassenheit und neue Energie.
- ◆ Wechselatmung (siehe S. 72) – macht den Kopf klar, bringt Sie auf andere Gedanken, beruhigt den Atem.
- ◆ Miniurlaub (siehe S. 78) – entspannen Sie mit den Vorstellungen, die Ihnen Ruhe spenden.

WAS GUT DAZU PASST: langsame Kohlenhydrate (siehe S. 109).

Das Fünf-Minuten-Programm für die gute Laune

Wenn Ihnen nur fünf Minuten bleiben, um strahlende, klare Augen zu bekommen und wieder gute Laune und positive Energie zu versprühen, sind dies die besten Übungen.

- ◆ Schulterkreisen (siehe S. 76): löst Ver-

spannungen. Wichtig dabei: ganz intensiv gähnen, bis Ihnen die Tränen in den Augen stehen!

- ◆ Ohren lang ziehen (siehe S. 74): für die gute Laune! Wenn Sie allein sind, machen Sie diese Übung vor dem Spiegel. Sie sollen über sich selbst lachen können.
- ◆ Anker setzen (siehe S. 85): So erreichen Sie blitzschnell Ihren Wohlfühlzustand.

WAS GUT DAZU PASST: Sauer – macht lustig (siehe S. 111).

Das Fünf-Minuten-Programm bei Konzentrations- und Energieabfall

Wenn Ihnen nur fünf Minuten bleiben, um einen schwachen Kreislauf und die Konzentration zu stabilisieren, ist dies das richtige Übungspaket für Sie.

- ◆ Akupressurpunkt – die Vitalität steigern (siehe S. 90): bringt Sie schnell ins Gleichgewicht.
- ◆ Atemtechnik – Energie tanken (siehe S. 99): macht den Kopf frei, stabilisiert den Kreislauf.
- ◆ Schulterkreisen (siehe S. 76): löst Verspannungen, macht munter, bringt Energie in den Kopf.
- ◆ Daumen hoch (siehe S. 75): kurbelt die Kreativität an, hilft Ihnen, neu zu fokussieren.

* Akupressurpunkt – Klarheit durch das dritte Auge (siehe S. 95): befreit den Geist; bitte nur bei Bedarf anwenden, nicht dass die gerade aufgebaute Energie wieder absackt.

WAS GUT DAZU PASST: Mineralien – gegen das Kreislauftief (siehe S. 112).

Spezialprogramm: unauffällige Übungen für lange Meetings

Während langer Meetings, bei Vorträgen oder in Seminaren lässt mit der Zeit oft die Konzentration nach. Meist ist dann der Griff zur Kaffekanne die Lösung – nur hilft die nicht wirklich!

Dieses Spezialprogramm berücksichtigt die Situation – alle Übungen sind so unauffällig, dass Sie sie auch während eines Meetings in Anwesenheit wichtiger Kollegen und Geschäftspartner durchführen können, ohne aufzufallen.

* Fußgymnastik (siehe S. 62): bringt wieder Sauerstoff in den Kopf.
* Akupressurpunkt – die Füße entspannen (siehe S. 65): tut den Füßen gut und lockert.
* Richtiges Sitzen (siehe S. 34): verbessert die Aufnahmefähigkeit und entlastet die Wirbelsäule.
* Akupressurpunkt – die Vitalität steigern (siehe S. 92): entspannt und verschafft einen klaren Kopf.
* Atemtechnik – Energie tanken (siehe S. 101): verleiht frische Energie und einen klaren Kopf.
* Hände unter den Tisch (siehe S. 46): entspannt schmerzende Schultern.
* Blickkontakt (siehe S. 56): hilft bei flauem Gefühl im Kopf, steigert die Konzentration.

WAS GUT DAZU PASST: Trinken, trinken, trinken – gut für die Konzentration (siehe S. 112) und Nüsse und Obst – was Sie Ihren Geschäftspartnern bei Meetings anbieten können (siehe S. 113).

Das Fit-in-Schlips-und-Pumps®-Spezial: das 15-Minuten-Programm für die Mittagspause, für Messen und Kongresse

Diese Übungsserie hat sich bewährt, wenn nur wenig Zeit für Pausen ist, Sie aber dennoch schnell wieder einen klaren Kopf bekommen müssen und die Wirkung auch über mehrere Stunden anhalten sollte. Ein wichtiger Schwerpunkt bei diesen Übungen: Bringen Sie sich oft und viel zum Lachen. Lachen und Gähnen sind die schnellsten und effektivsten Methoden, um verbrauchte Energie aus dem Körper zu bringen und wieder frisch aufzutanken.

Das Programm arbeitet sich von den Füßen nach oben, macht viel Spaß und ist leicht nachzumachen.

- Nach den Sternen greifen (siehe S. 42): einmal langmachen und auftanken.
- Waden heben (siehe S. 63): bringt das Blut zurück zum Kopf.
- Knie ansaugen (siehe S. 31): entspannt die Beinmuskulatur.
- Bauchtanz (siehe S. 40): entlastet den Rücken.
- Den Schwerpunkt ausatmen (siehe S. 94): sorgt für einen klaren Kopf.
- Nüsse knacken (siehe S. 46): entspannt den oberen Rücken.
- Schulterkreisen (siehe S. 76): löst Verspannungen im Schulterbereich.
- Kopfnicken (siehe S. 52): entspannt den Nacken.
- Ohren lang ziehen (siehe S. 74): sorgt für gute Stimmung.
- Daumen hoch (siehe S. 75): macht den Kopf frei.
- Akupressurpunkt – Klarheit durch das dritte Auge (siehe S. 95): fährt die Energie zum Abschluss der Serie wieder auf ein gutes Maß zurück, verbessert die Konzentration.

Schlusswort

Die Idee und der Inhalt von »Fit im Büro« hat sich über zehn Jahre hinweg entwickelt. Am Anfang war es nur eine Idee, der Wunsch nach simplen Methoden, die uns den Alltag erleichtern – jetzt sind ein eingetragenes Fitnessprogramm, »Fit in Schlips und Pumps®«, und ein Buch daraus geworden.

Ich bin grundsätzlich der Überzeugung, dass der Mensch alles hat, was er braucht. Wir haben nur die Eigenwahrnehmung verloren. Es fällt uns schwer, unsere innere Stimme wahrzunehmen oder auf sie zu hören. Unser wahrer Feind ist die Bequemlichkeit!

Versuchen Sie also, Ihren inneren Schweinehund zu überwinden, und probieren Sie die Übungen ein paar Monate lang aus! Sollten Sie tatsächlich keinen Unterschied spüren, können Sie es ja wieder lassen!

Ich freue mich, wenn ich ein bisschen dazu beitragen kann, Ihr Bewusstsein für sich selbst zu schärfen, sich selbst mehr in den Mittelpunkt zu rücken und Ihnen dadurch den Berufsalltag zu erleichtern. Es ist wirklich so – je mehr Spaß wir an dem haben, was wir tun, desto fitter, lebensfroher und gesünder sind wir.

Der erste Schritt bestimmt die Richtung und jeder weitere Schritt ist ein Fort-Schritt. Das Paradies ist für uns alle gleich nah – es ist wirklich nur einen Gedankensprung entfernt!

Danksagung

Bedanken möchte ich mich bei allen Menschen, die mich in den vergangenen zehn Jahren beeinflusst und unterstützt haben. Um niemanden zu vergessen, nenne ich lieber keine Namen, sondern mache einen Rundumschlag: Ich danke allen meinen Lehrern – meinen unzähligen Kurs- wie Seminarleitern –, meinen Kollegen aus den unterschiedlichsten Disziplinen, deren Know-how und Denkanstöße mich wie bei einem Puzzle immer wieder ein bisschen weitergebracht haben. Ich danke jedem einzelnen meiner Kunden, denn bei jedem Training, bei jedem Gespräch lerne ich dazu, sehe neue Aspekte, achte auf neue Details. So kam und kommt bis heute eines zum anderen: Neue Ansätze tun sich auf, einige werden verworfen, andere vertieft.
Ich danke allen, die an mich geglaubt haben, für ihre Liebe und ihr Vertrauen. Wenn ich jemanden besonders hervorheben will, dann sind es meine Eltern, die mir immer den Rücken gestärkt haben, und meine Freunde, die seit Jahren mit mir durch dick und dünn gehen. Ich hoffe, dass das noch viele Jahre so bleibt!

Die Autorin

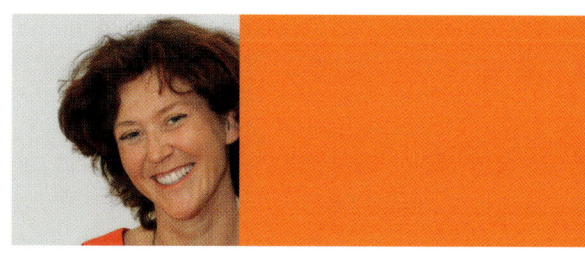

Conny Schumacher, 1965 in Tegernsee geboren, studierte Sportökonomie in Bayreuth. Sie arbeitete im Bereich Freizeit- und Spitzensport als Marketingleiterin und Pressereferentin. Seit 1994 ist sie selbstständig, seit 2006 hauptberufliche Personal Trainerin und Motivatorin für alle, die mit einfachen Dingen große Unterschiede erzielen wollen.

Mehr Informationen zu ihrer Arbeit finden Sie unter
www.conny-schumacher.de.

Das kompetente Ratgeber-Programm

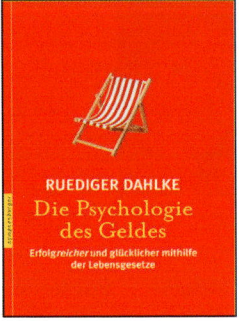

144 S., ISBN 978-3-485-01147-1

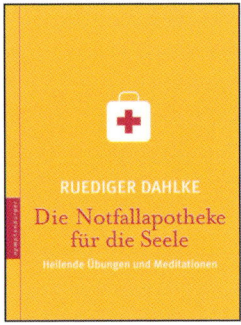

128 S., ISBN 978-3-485-01120-4

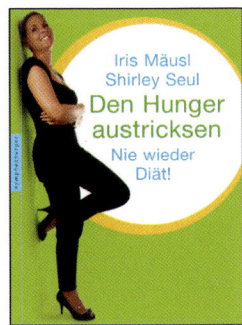

160 S., ISBN 978-3-485-01174-7

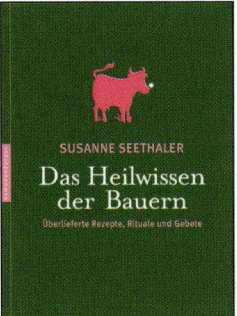

144 S., ISBN 978-3-485-01106-8

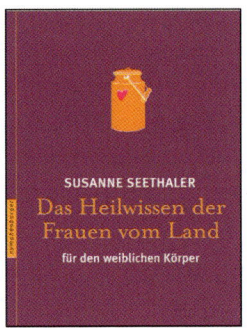

144 S., ISBN 978-3-485-01175-4

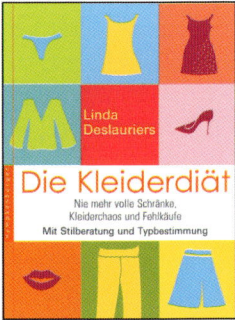

128 S., ISBN 978-3-485-01190-7

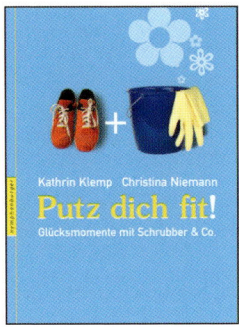

144 S., ISBN 978-3-485-01105-1

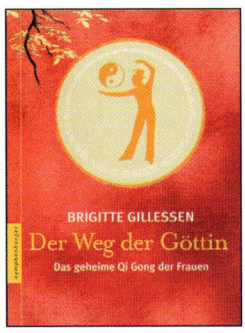

112 S., ISBN 978-3-485-01121-1

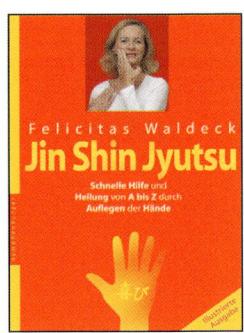

160 S., ISBN 978-3-485-01122-8

nymphenburger